Rau/Dehner-Rau
Raus aus der
Suchtfalle!

Die Autoren

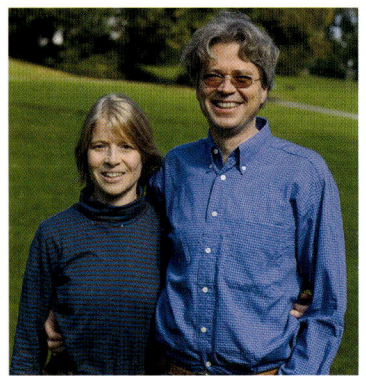

Dr. med. Cornelia Dehner-Rau arbeitet als Fachärztin für Psychosomatische Medizin und Psychotherapie an der Klinik für Psychotherapeutische und Psychosomatische Medizin am Evangelischen Krankenhaus Bielefeld. Weitere Lebensmittelpunkte sind ihre Familie, Sport, Musik, Literatur und Reisen.

Prof. Dr. Harald Rau ist Psychologischer Psychotherapeut und Direktor mehrerer Entwöhnungskliniken der Zieglerschen Anstalten in Südwürttemberg. In seiner Freizeit sind ihm seine Familie und Musik wichtig – als Organist liegt ihm die Kirchenmusik besonders am Herzen.

Prof. Dr. Harald Rau
Dr. med. Cornelia Dehner-Rau

Raus aus der
Suchtfalle!

▮ Wie Sie sich aus Alkohol-
und Medikamentenabhängigkeit befreien und
neue Stärken entdecken

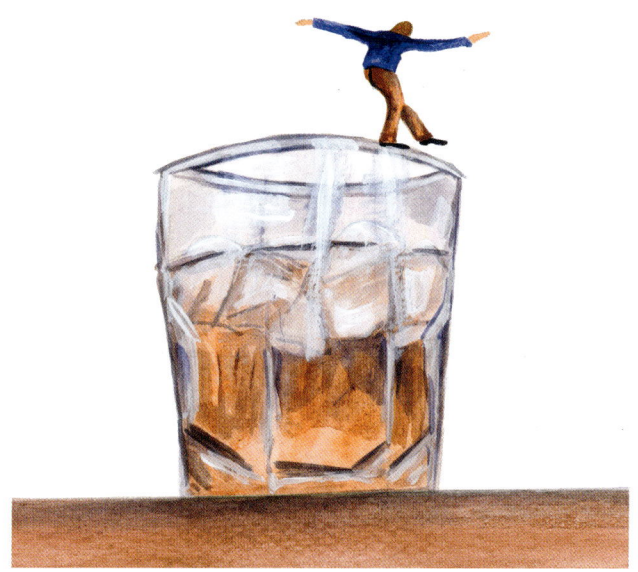

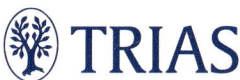

Inhalt

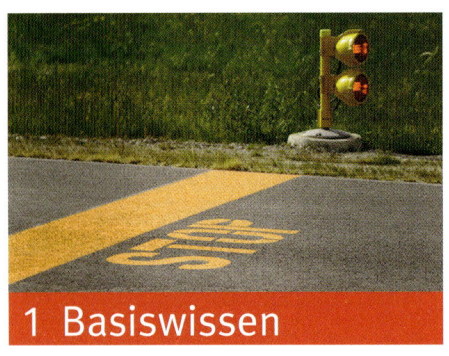

1 Basiswissen

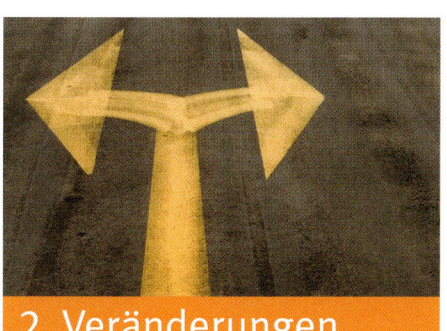

2 Veränderungen

Inhalt

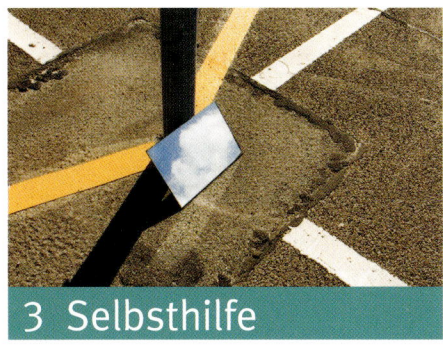

3 Selbsthilfe

Widmung

Es sind unsere Patienten, die uns Wesentliches über das Wesen der Sucht und die Chancen für tief greifende Veränderungen gelehrt haben. Die vielen schönen Erfahrungen bei der Begleitung dieser Menschen auf ihrem Weg aus der Sucht machen uns immer neuen Mut. Daher widmen wir dieses Buch in Dankbarkeit unseren Patienten.

Vorwort

Liebe Leserin, lieber Leser

Sie wissen oder befürchten, dass Sie zu viel trinken? Oder Ihr Arzt hat Ihnen bereits eine Alkoholabhängigkeit bescheinigt? Möglicherweise ist bei Ihnen auch nicht das Trinken problematisch, sondern Ihr Konsum an Beruhigungsmitteln? Oder es geht gar nicht um Sie selbst, sondern um Ihren Partner oder Freund, der zu viel trinkt oder medikamentenabhängig ist? Wenn Sie aus den beschriebenen oder ähnlichen Gründen zu diesem Buch gegriffen haben, sind Sie hier richtig.

Und mit diesen Problemen befinden Sie sich in sehr zahlreicher Gesellschaft: In Deutschland sind ungefähr 1,4 Millionen Menschen abhängig von Alkohol, etwa ebenso viele von Medikamenten. Außerdem konsumieren über 10 Millionen Deutsche Alkohol auf eine riskante Weise und erhöhen damit die Wahrscheinlichkeit körperlicher und seelischer Erkrankungen.

Aufgrund der hohen Verbreitung müssten diese Themen eigentlich in aller Munde sein, sind sie aber nicht. Ganz im Gegenteil. Die meisten Betroffenen und vor allem deren Angehörige leiden im Stillen und betreiben einen großen Aufwand, um die Erkrankung zu verheimlichen. Nur die Minderheit der Betroffenen sucht aktiv Hilfe und Behandlung auf. Bei der Vertuschung spielen häufig auch die Kollegen und vor allem die Lebenspartner mit, die oft jahrelang die Alkoholsucht decken und alle Verantwortung übernehmen und – wir sagen es Ihnen lieber gleich – damit leider auch einen Beitrag zur Sucht leisten; man spricht in diesem Zusammenhang auch von co-abhängigem Verhalten. Nicht nur der Betroffene, sondern oft auch die Angehörigen sitzen in der Suchtfalle.

Aber es gibt Wege hinaus, und um die soll es in diesem Buch gehen. Häufig wird behauptet, eine Suchterkrankung offenbare »tiefer liegende« seelische Probleme – die Symptome der Suchterkrankung seien Folge einer grundsätzlicheren psychischen Störung. Wir vertreten einen anderen Standpunkt und verstehen Sucht als eine Erkrankung, die durch viele Faktoren beeinflusst wird. Allerdings sind psychisch stabile Menschen, die gut in viele Lebensbereiche integriert sind, weniger gefährdet, eine Suchterkrankung zu entwickeln. Und seelisch labile Menschen sind eher gefährdet. Daher beschäftigen wir uns hier auch mit der psychischen Stabilität. Wie kann man sie stärken? Was hält uns gesund?

Wir beleuchten die Hintergründe von Abhängigkeit, Missbrauch und Co-Abhängigkeit. Dabei stellen wir einige Fallgeschichten vor, die jeweils typische Merkmale der Sucht verdeutlichen. Wenn man das Wesen der Suchterkrankung versteht, lassen sich die hilfreichen Gegenmaßnahmen leichter nachvollziehen. Bevor Sie mit den nötigen Veränderungsschritten beginnen, ist es wichtig zu wissen, wo Sie »gerade stehen«, dazu beschreiben wir ein Stufenmodell, das Sie dabei unterstützt, sich über Ihre eigene Lage oder auch die eines süchtigen Angehörigen klar zu werden. Will man sein Suchtverhalten aufgeben, braucht man neue, gesündere Strategien und Verhaltensweisen. Sie finden daher diverse Übungsvorschläge und kleine Experimente, die Sie dazu anregen, Neues auszuprobieren und eigene Stärken zu entdecken und weiterzuentwickeln. Viele unserer Patienten berichten, dass ihnen ihr eigener Weg aus der Sucht wie eine zweite Geburt vorkommt, sie an sich selbst und ihrer Umgebung ganz neue Erfahrungen machen können und ihr Leben wieder aktiv gestalten. Der Kampf gegen die Sucht ist also auch ein Prozess des Wachsens und Reifens. Wir wollen Ihnen Mut machen, Ihren persönlichen Weg aus der Sucht oder der Co-Abhängigkeit zu beschreiten und Sie mit diesem Buch gern ein Stück dabei begleiten.

Bielefeld, Februar 2009

Prof. Dr. Harald Rau
Dr. Cornelia Dehner-Rau

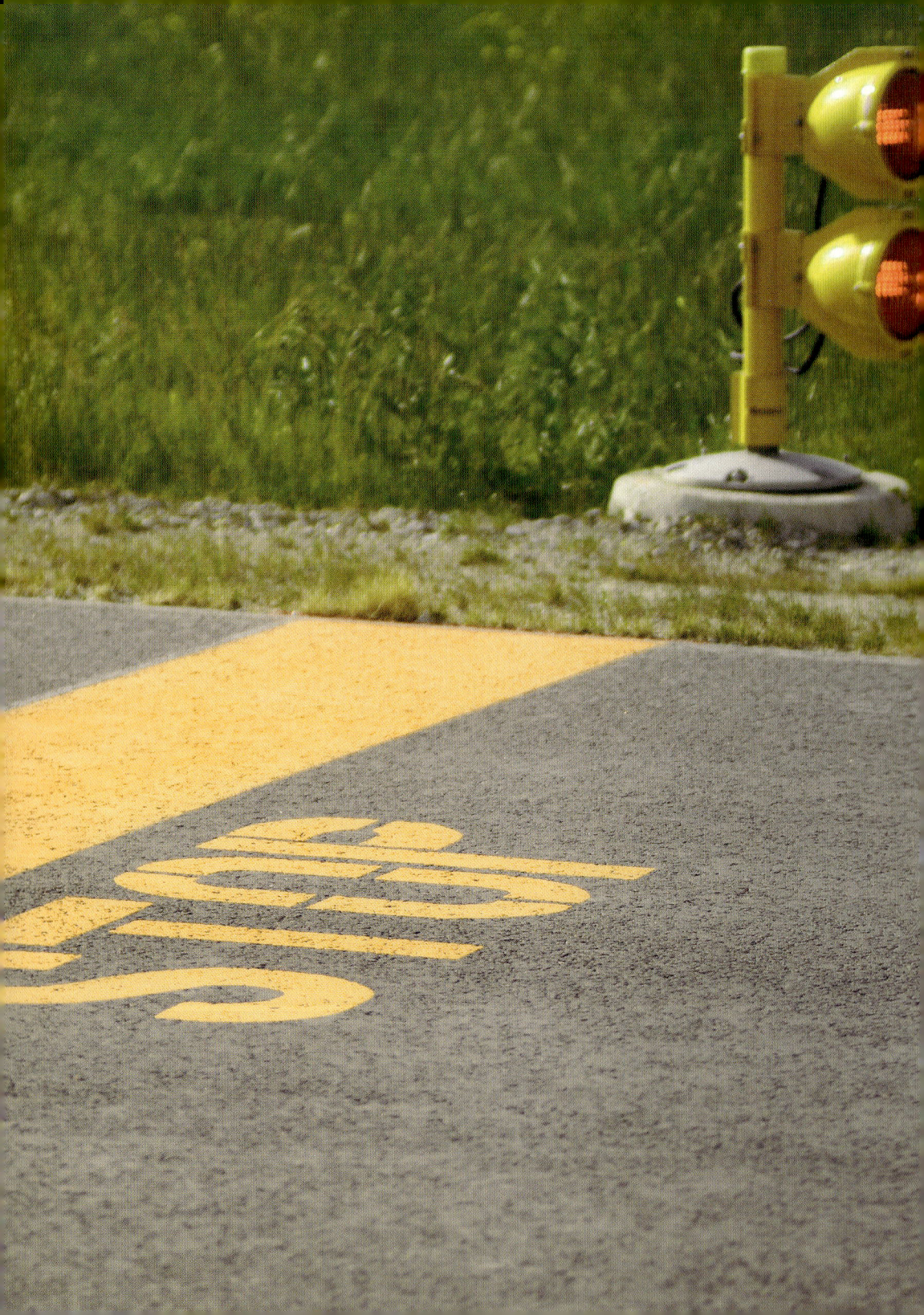

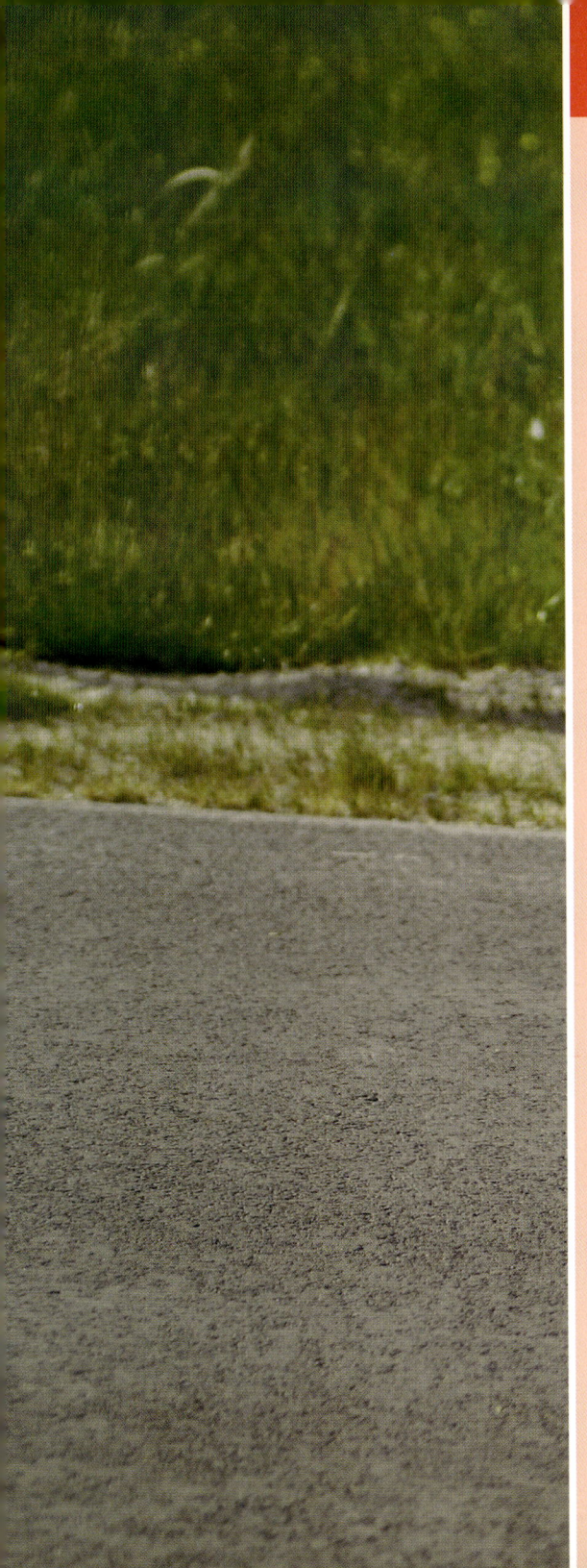

Die Suchtfalle durchschauen

Wie wirken Alkohol und Beruhigungsmittel? Warum können sie abhängig machen? An welchen typischen Zeichen erkennt man eine Abhängigkeit? Wie entsteht sie? Dieser erste Teil bietet Ihnen dazu grundlegende Informationen.

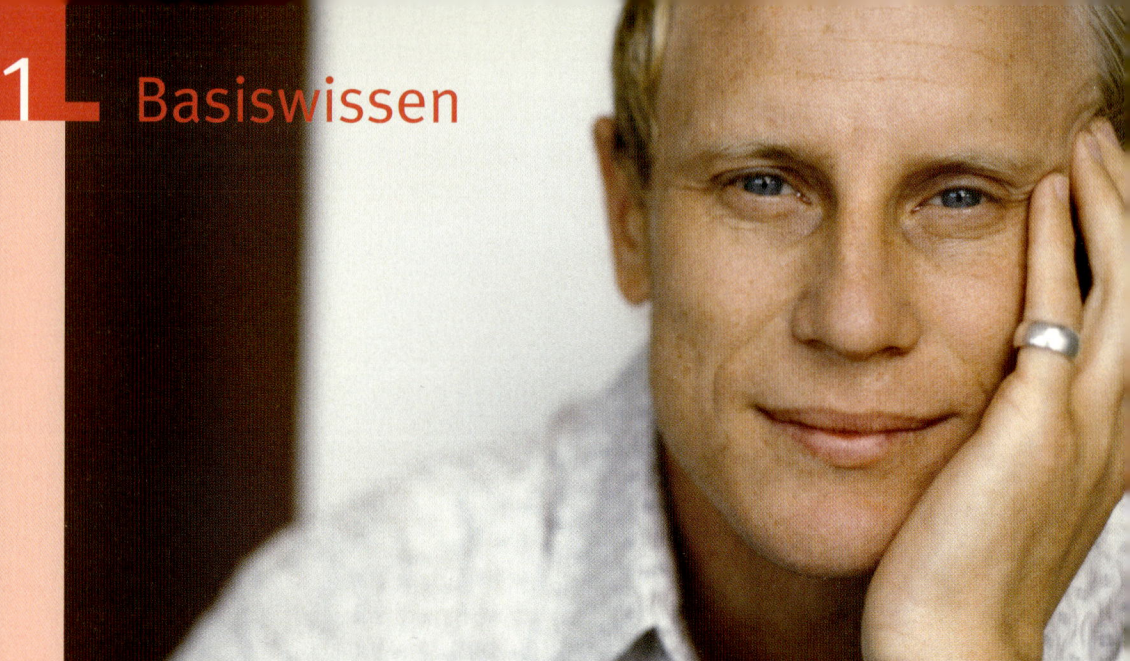

Vom Wesen der Abhängigkeit

Zunächst stellen wir Ihnen wichtige Aspekte der Abhängigkeitserkrankungen vor. Wie entstehen sie? Welche bezeichnenden Merkmale gibt es? Schauen wir uns zunächst einige typische Patientengeschichten aus unserer therapeutischen Tätigkeit an.

Wie erleben Betroffene ihre Situation?

Die folgenden Berichte beschreiben typische Verläufe. Möglicherweise finden Sie sich bereits in der einen oder anderen Aussage eines Betroffenen wieder. Auf diese Fallberichte werden wir in den weiteren Abschnitten immer wieder Bezug nehmen.

Eine Vorbemerkung zum Begriff »Sucht«

In der Alltagssprache wird im Zusammenhang mit Abhängigkeitserkrankungen häufig von »Sucht« gesprochen. Dieser Begriff ist nicht verwandt mit dem Wort »suchen«, sondern geht auf »siechen« – also krank sein – zurück. In der Wissenschaftssprache haben sich dagegen die Begriffe »Abhängigkeit«, »schädlicher Gebrauch – Missbrauch«, »riskanter Konsum« eingebürgert; diese Begriffe werden auch bei der Beschreibung der diagnostischen und therapeutischen Konzepte verwendet.

Von der Weltgesundheitsorganisation (WHO) wird der Begriff »Sucht« bereits seit 1964 nicht mehr gebraucht.

Wir haben für dieses Buch einen Mittelweg gewählt und verwenden überwiegend die wissenschaftlich gängigen Bezeichnungen, wollten aber dennoch nicht vollständig auf den im Alltag gebräuchlicheren Begriff verzichten, zumal er ja auch in Zusammensetzungen wie »Suchtmittel, Suchtdruck, Suchtgedächtnis« etc. unabdingbar ist.

»Ohne Alkohol kann ich den Tag nicht beginnen«

Frau S. berichtet: »Meine Tage beginnen immer gleich, schon seit etlichen Jahren: Ich wache früh auf und habe Angst. Und mich überkommt eine große Unruhe. Alles, was an diesem Tag kommen könnte, macht mir Angst; ich fühle mich verzweifelt und hoffnungslos. Ich schwitze und zittere, mein Herz rast. Wenn ich jetzt zur Flasche greife, habe ich wenigstens in den nächsten zwei Stunden Ruhe und kann erst mal den Tag beginnen. Wenn ich versuche, mich dagegen zu wehren, wird es nur noch schlimmer.

Ich weiß ja, dass der Alkohol keine wirkliche Lösung ist. Er hilft immer nur kurzfristig; er macht mich auf die Dauer immer schwächer, kleiner und kränker. Mein Selbstwertgefühl ist im Keller. Ich trinke fast nur allein, ich will schließlich nicht, dass jemand etwas merkt. Und ich trinke ja auch nicht so viel, dass ich torkele oder die Erinnerung verliere; also eigentlich verhalte ich mich nicht wie eine Betrunkene, aber ich glaube trotzdem, dass alle es wissen. Ich habe mich bisher noch niemandem anvertraut. Ich weiß zwar, dass meine beste Freundin ebenfalls trinkt. Aber die spricht auch nicht darüber. «

Entzugssymptome. Frau S. erlebt einige typische Merkmale der Alkoholabhängigkeit: Sie hat körperliche Entzugssymptome, die sich bei ihr durch Schwitzen, Zittern, Herzrasen und das Gefühl der Unruhe bemerkbar machen. Diese spürt sie vor allem morgens beim Aufwachen, wenn der Alkoholspiegel über Nacht abgesunken ist.

Kontrollverlust. Obwohl sie weiß, dass der Alkohol langfristig nicht weiterhilft, setzt sie ihn als kurzfristige Lösung ein. Dieses typische Anzeichen einer Abhängigkeitserkrankung nennt man »Kontrollverlust«: Sie will eigentlich nicht zur Flasche

»Ich musste die Medikamentendosis immer weiter steigern«

Frau W. ist Hausfrau und Mutter zweier halbwüchsiger Kinder. Sie erzählt: »Ich leide seit einigen Jahren unter Rückenschmerzen und war schon bei vielen Ärzten und Physiotherapeuten. Dann hat mir ein Orthopäde ein Präparat verschrieben, das die Schmerzen wirklich linderte. Das Medikament reduzierte nicht nur die Rückenschmerzen, sondern machte auch müde und schläfrig. Auf diese Weise konnte ich am Abend viel schneller einschlafen als früher.

Ich begann mit einer niedrigen Dosierung (eine viertel Tablette), erhöhte diese Dosierung aber nach einigen Wochen auf eine halbe Tablette. Nach einigen Wochen ließ die beruhigende, schmerzlindernde und schlaffördernde Wirkung nach. Ich habe also die Dosis erneut gesteigert, um den erwünschten Effekt aufrechtzuerhalten. Als ich nach einigen Monaten ein neues Rezept brauchte, sagte der Orthopäde, dass dieses Medikament wegen seines Suchtpotenzials nicht für den Dauergebrauch geeignet sei und ich die Dosierung wieder reduzieren solle. Den-

noch verschrieb er mir das Medikament weiterhin – für insgesamt ein knappes Jahr. Danach weigerte er sich, es weiter zu verordnen. Aber mein Hausarzt hat mir dann für ein weiteres Jahr Rezepte ausgestellt, obwohl auch er mich dabei immer wieder auf das Suchtpotenzial hinwies. Da ich die Dosis weiter steigern musste, bin ich zu unterschiedlichen Ärzten gegangen, um gleichzeitig mehrere Rezepte für das Medikament zu erhalten. Alkohol hat die Wirkung intensiviert, damit konnte ich für eine Weile eine weitere Dosiserhöhung vermeiden.

Ich habe immer wieder versucht, mit einer niedrigeren Dosierung zurechtzukommen, aber dann konnte ich nicht einschlafen, die Schmerzen wurden stärker, und ich litt unter einer großen Unruhe. Es wurde immer schwieriger für mich, von den Ärzten die erforderliche Medikamentenmenge verschrieben zu bekommen. Irgendwann war mir klar, dass es so nicht weitergehen kann. Das war sozusagen der Auslöser, um mit einer Entwöhnungsbehandlung zu beginnen. «

greifen, tut es dann aber meistens doch, weil sie keine andere Möglichkeit sieht, zur Ruhe zu kommen.

Bei Frau W. hat die Medikamentenabhängigkeit durch die ärztliche Verordnung eines Präparats begonnen, das Tetrazepam enthielt. Dieser Wirkstoff gehört zur Gruppe der Benzodiazepine, einer Medikamentengruppe, die schon nach kurzer Einnahmedauer abhängig machen kann (siehe S. 20). Tetrazepam entspannt nicht nur die Muskeln und löst schmerzhafte Verspannungen, sondern erleichtert auch das Einschlafen. Eine Nebenwirkung, die Frau W. sehr willkommen war.

Gewöhnung (Toleranzentwicklung). Bei ihr äußerte sich relativ rasch ein wesentliches Merkmal der Abhängigkeitserkrankung: Es entwickelte sich eine Toleranz. Das heißt, ihr Körper gewöhnte sich an das Medikament, mit der Folge, dass sie die Dosis regelmäßig erhöhen musste, um die Wirkung beizubehalten.

Kontrollverlust. Ein weiteres wichtiges Merkmal der Abhängigkeitsentwicklung ist der Kontrollverlust. Genau wie bei Frau S., die immer mal wieder versuchte, den Tag ohne Alkohol zu beginnen und dann meist doch wieder zur Flasche griff, schei-

Alkohol gegen Lampenfieber

➤➤ Herr K. ist hauptberuflicher Orchestermusiker mit täglichen Proben und häufigen Auftritten. Er spielte schon als Jugendlicher in professionellen Orchestern: »Ich habe vor jedem Auftritt Lampenfieber und bin sehr unruhig. Das ist bei vielen Musikern so. Schon als Jugendlicher habe ich durch erfahrene Musiker Alkohol als Beruhigungsmittel kennengelernt. Das erleichterte meine Auftritte. Nach den Konzerten sind wir Kollegen dann oft noch einen trinken gegangen. Vor allem mit zweien ging es dann oftmals richtig zur Sache und wir haben uns mit Wodka regelrecht abgefüllt. Nach so einem Vollrausch konnte ich mich natürlich nicht mehr an alles erinnern.

Dann kam es irgendwann auch zu diesen Anfällen, ich wurde bewusstlos und wurde ins Krankenhaus eingeliefert. Die Ärzte sagten mir, dass es sich um Entzugskrampfanfälle handele, und ich blieb zur Entgiftungsbehandlung im Krankenhaus. Nachdem sich das ein paar Mal wiederholt hatte, habe ich mit einer Entwöhnungsbehandlung begonnen. ««

terte auch Frau W. regelmäßig mit ihrem Vorhaben, die Dosis ihres Medikaments zu reduzieren. Sie war zunehmend damit beschäftigt, die Medikamente zu erhalten und die jeweiligen Ärzte zur Verordnung des Medikaments zu gewinnen.

Herr K. hat zunächst episodisch Alkohol konsumiert, meist im Zusammenhang mit Konzertauftritten. Alkohol spielte hierbei die Rolle eines angstlösenden »Medikaments«, das ihn zu seinen Aufführungen befähigte. Ferner spielte der Alkohol eine wichtige Rolle bei der abendlichen Gestaltung; zur Geselligkeit im Kreis seiner Musikerkollegen gehörte wie selbstverständlich das Trinken dazu.

Durch das häufige und auch exzessive Trinken hat sich das Gehirn von Herrn K. an den Alkohol und dessen dämpfende Wirkung gewöhnt. Auf diese Zusammenhänge gehen wir auf S. 57 genauer ein. Fehlte Alkohol, war das Gehirn von Herrn K. so leicht erregbar, dass Entzugskrampfanfälle auftraten.

»Zum Glück hat noch keiner gemerkt, dass mein Mann trinkt«

Frau E. leidet seit mehr als 15 Jahren unter dem Alkoholkonsum ihres Mannes: »Am schlimmsten ist es, wenn er mit seinen Sportkameraden im Vereinsheim feiert; dann kommt er spät nachts stockbetrunken nach Hause und schläft bis zum nächsten Mittag seinen Rausch aus. Ich rufe dann immer gleich morgens bei der Arbeit an, um ihn zu entschuldigen. Bisher ist es mir ganz gut gelungen, dass keiner etwas merkt.

Ich will auch nicht, dass unsere Freunde etwas mitbekommen. Wir können im Grunde genommen keine Einladung mehr annehmen, er reagiert ja gar nicht mehr auf meine Bitte, nicht so viel zu trinken. Ich habe gar keinen Einfluss mehr auf ihn. Er macht einfach immer weiter. Ich fühle mich dann völlig hilflos. Was soll ich denn machen? Ich will aber auch nicht, dass irgendwer denkt, dass mit uns etwas nicht stimmt, weil wir uns immer mehr abkapseln. Der Einzige, mit dem ich mal darüber gesprochen habe, ist mein Hausarzt. Eigentlich habe ich nur noch Kontakt mit meiner besten Freundin. Ich schäme mich so. Die ahnt bestimmt etwas.

Oft bin ich einfach nur traurig, wenn ich sehe, wie unser schönes Leben den Bach runtergeht. Er macht doch alles kaputt mit seiner Trinkerei. Dann wieder bin ich so wütend, dass ich ihm alles vor die Füße schmeißen will. Ich habe ihm auch schon öfters gedroht, mich zu trennen, wenn er nicht endlich mit dem Trinken aufhört. Aber ich kann ihn doch nicht allein lassen. «

Co-Abhängigkeit. Frau E. hat die typischen Merkmale einer Co-Abhängigkeit entwickelt. Sie deckt die Abhängigkeitserkrankung ihres Mannes und versucht, nach außen das Bild einer intakten Familie aufrechtzuhalten. Sie selbst leidet sehr und schafft es nicht, die Problematik ihres Mannes wirksam zu verändern. Langfristig trägt das co-abhängige Verhalten von Frau E. dazu bei, dass sich das Krankheitsbild ihres Mannes festigt, obwohl sie dies natürlich gerade nicht beabsichtigt. Co-Abhängigkeit beeinträchtigt nicht nur die co-abhängige Person, sondern ist auch ein Faktor – neben vielen anderen –, der eine Abhängigkeitserkrankung stabilisieren kann und Veränderungen eher erschwert.

Zugegeben, »Co-Abhängigkeit« ist ein seltsamer Begriff und die Zusammenhänge, die dahinterstecken, sind auch nicht auf Anhieb zu durchschauen. Wir gehen später noch ausführlich darauf ein, welches Verhalten und welche Einstellungen die Abhängigkeit des Betroffenen eher festigen, und welche dies nicht tun (siehe S. 45–47, 127–132).

Wie viel Alkohol ist schädlich?

Nicht jeder Gebrauch von Suchtmitteln führt zur Abhängigkeit. Im Gegenteil: Der größte Teil der Erwachsenen trinkt zumindest gelegentlich Alkohol, ohne eine Abhängigkeit zu entwickeln. Dabei stellt sich die Frage: Gibt es eine eindeutige Grenze zwischen einem »harmlosen« und einem schädlichen Gebrauch?

Männer vertragen meist mehr als Frauen

Diese Frage ist schwierig zu beantworten, da sich die Menschen aufgrund ihrer Veranlagung und körperlichen Verfassung stark voneinander unterscheiden. Deshalb kann dieselbe Menge für den einen Menschen schädlich und für den anderen noch er-

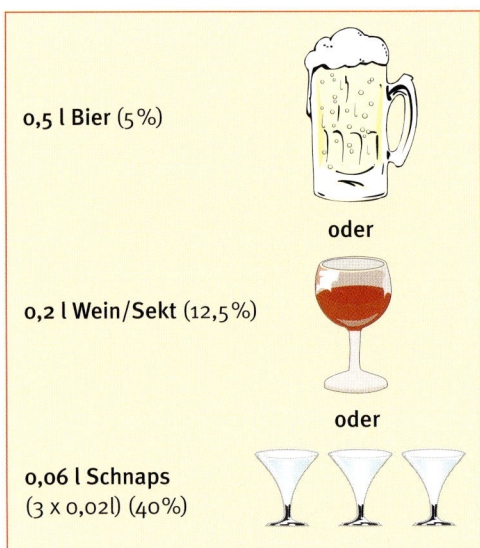

0,5 l Bier (5%)

oder

0,2 l Wein/Sekt (12,5%)

oder

0,06 l Schnaps
(3 x 0,02l) (40%)

▲ In einem halben Liter Bier, einem Glas Wein bzw. Sekt oder drei Schnäpsen ist gleich viel Alkohol enthalten, nämlich jeweils 20 g (das entspricht zwei »Standardgetränken«).

träglich sein. Ein großer Unterschied besteht zwischen Männern und Frauen: Der Körper der Männer kann den Alkohol besser verarbeiten, sodass Männer im Allgemeinen mehr Alkohol vertragen können als Frauen.

Ein »Standardgetränk« enthält 10 g Alkohol. Um den Alkoholkonsum zu beschreiben, wird der tatsächliche Alkoholgehalt in Gramm (g) angegeben, den jemand pro Tag konsumiert. Zur Vereinfachung wird häufig von einem »Drink« oder einem »Standardgetränk« gesprochen, das ungefähr 10 g Alkohol enthält.

Schon ein halber Liter Bier kann zu viel sein

Trotz der großen individuellen Unterschiede werden von der Deutschen Hauptstelle für Suchtfragen einige Zahlen angegeben, um die Gefahr, die von einer täglich konsumierten Alkoholmenge ausgeht, besser abschätzen zu können. Hierbei werden ganz grob vier verschiedene Kategorien des Konsums gebildet: risikoarmer, riskanter, gefährlicher Konsum und Hochkonsum. Bewusst wurde eine Kategorie »ungefährlicher« Alkoholkonsum gar nicht gebildet.

Aus folgender Tabelle wird deutlich, dass Frauen bereits bei täglichem Konsum von mehr als einem halben Liter Bier Schäden davontragen können.

Übermäßiger Alkoholkonsum kann vielerlei Schäden verursachen:
▮ Er zieht nicht nur die Leber in Mitleidenschaft, sondern auch viele andere Organe unseres Körpers;

Einteilung des Alkoholkonsums der Deutschen Hauptstelle für Suchtfragen.

	Männer	Frauen
risikoarmer Konsum	bis 30 oder 40 g	bis 20 g
riskanter Konsum	bis 60 g	bis 40 g
gefährlicher Konsum	bis 120 g	bis 80 g
Hochkonsum	mehr als 120 g	mehr als 80 g

Die Alkoholangaben beziehen sich auf den durchschnittlichen täglichen Konsum reinen Alkohols.

- er macht vergesslicher, reizbarer und umnebelt die Sinne, um nur einige psychische Auswirkungen zu nennen;
- und auch Freundschaften, das Familienleben, das Arbeitsumfeld leiden darunter – er verursacht also auch soziale Schäden.

Auf diese körperlichen, psychischen und sozialen Schädigungen gehen wir auf S. 26–27 noch ausführlicher ein.

Etwa zehn Prozent der Deutschen betreiben einen riskanten Konsum

Die Deutsche Hauptstelle für Suchtfragen hat Schätzungen veröffentlicht, wie häufig diese Konsummuster in der deutschen Bevölkerung auftreten. Wir berichten daraus die Zahlen für die 18- bis 59-jährigen Menschen in Deutschland:

- **Abstinenz:** 4 % konsumieren lebenslang keinen Alkohol, wobei Frauen häufiger abstinent sind als Männer.
- **Risikoarmer Konsum:** Etwa 75 % konsumieren Alkohol in einer risikoarmen Form.
- **Riskanter Konsum:** Etwa 10 % konsumieren Alkohol in riskanter Weise. Männer sind in dieser Kategorie etwa zwei- bis dreimal so häufig vertreten wie Frauen.

- **Gefährlicher Konsum:** Etwa 3 % bis 5 % konsumieren Alkohol auf gefährliche Weise; Männer kommen auch in dieser Kategorie mindestens doppelt so häufig vor wie Frauen.
- **Hochkonsum:** Zwischen 0,5 % und 0,9 % zeigen dieses Konsummuster, wobei Männer ungefähr dreimal häufiger als Frauen vertreten sind.

Wie zeigt sich eine Medikamentenabhängigkeit?

Die meisten Menschen, die medikamentenabhängig sind, nehmen sogenannte Benzodiazepine ein.

Bei der Medikamentenabhängigkeit spielen die sogenannten Benzodiazepine die größte Rolle. Verbreitet sind zum Beispiel die Wirkstoffe Diazepam, Lorazepam, Oxazepam, Bromazepam, Flunitrazepam. Auch Frau W. aus unserem Fallbeispiel auf S. 14 hatte ein Präparat aus dieser Medikamentengruppe eingenommen. Werden solche Medikamente kurzfristig angewandt, können sie äußerst nützlich und sogar lebensrettend sein. So können Benzodiazepine epileptische Anfälle und schwerste psychische Krisen unterbrechen. Dies hängt mit ihrer hemmenden Wirkung auf das Nervensystem zusammen. Ein epileptischer Anfall bedeutet eine unkontrollierte und überschießende Aktivierung mehr oder weniger großer Nervennetze im Gehirn; diese Aktivität wird durch die Benzodiazepine schnell und wirkungsvoll unterdrückt – der Anfall unterbrochen. Mit dieser hemmenden Wirkung können auch Angstzustände bis hin zu Panikattacken äußerst wirkungsvoll und plötzlich unterbrochen werden. Durch ihre müde machende und den Schlaf herbeiführende Wirkung sind diese Medikamente auch wirksam bei Schlafstörungen. Bei psychischen Extremzuständen – zum Beispiel bei akuter Suizidneigung im Rahmen einer Depression, bei Krisen im Rahmen schizophrener Erkrankungen, bei akuten manischen Erscheinungen – werden Benzodiazepine erfolgreich kurzfristig eingesetzt und können diese Situationen wirkungsvoll entschärfen. Wegen ihrer muskelentspannenden Wirkung werden Benzodiazepine auch bei schmerzhaften muskulären Verspannungen angewandt.

Benzodiazepine sind deshalb gefährlich, weil sie relativ schnell zur Abhängigkeit führen können. Eine Abhängigkeit äußert sich vor allem darin, dass nach Absetzen der Medikamente Entzugserscheinungen auftreten können. Diese reichen von Angstzuständen, Schwindelgefühlen, Muskelzittern, Bauchkrämpfen und Übelkeit bis hin zu Halluzinationen und Krampfanfällen. Das andere wichtige Merkmal der Abhängigkeit von Benzodiazepinen ist, dass die ursprüngliche Dosis ihre Wirkung mehr und mehr verliert, sodass der Anreiz, die Dosis zu erhöhen, groß ist. Wenn Betroffene Benzodiazepine wegen anhaltender Angst- und Unruhezustände, Schlaflosigkeit oder Verspannungen einnehmen und sich die Ursachen für die Symptome nicht ändern, besteht die Gefahr, dass nach dem notwendigen Absetzen der Medikation die ursprüngliche Symptomatik – vielleicht sogar verschärft – wieder auftritt. Aus diesem Grund sollten Benzodiazepine nur äußerst zurückhaltend angewandt werden.

Werden Benzodiazepine über längere Zeit (mehrere Monate) regelmäßig eingenommen, können körperliche und psychische Auffälligkeiten wie Appetitlosigkeit, Vergesslichkeit, Gleichgültigkeit und das Gefühl ständiger Überforderung entstehen.

Ganz pauschal lässt sich sagen, dass der Konsum von Benzodiazepinen dann riskant ist, wenn er mehr als einige Wochen am Stück andauert. Wenn jemand bemerkt, dass die übliche Dosierung nicht mehr ausreicht, um die ursprüngliche Wirkung zu erzielen, ist dies ein untrügliches Zeichen für die Entwicklung einer Abhängigkeit.

> Benzodiazepine führen relativ schnell zur Abhängigkeit. Wenn Sie die Dosis erhöhen müssen, um die gleiche Wirkung zu erzielen, ist das ein Alarmsignal.

Test: Ist Ihr Alkoholkonsum problematisch?

Als einfacher Test für den Alkoholkonsum hat sich der »AUDIT-Fragebogen« bewährt, der auch von der Weltgesundheitsorganisation (WHO) empfohlen wird. Er dient zur Frühdiagnostik von Alkoholproblemen. Wenn Sie überprüfen wollen, ob Ihr Alkoholkonsum als problematisch eingeschätzt werden muss, machen Sie den Test. Beantworten Sie jede Frage und tragen die entsprechende Punktzahl in die rechte Spalte ein.

Unter einem »Drink« ist ein Standardgetränk mit 10 g Reinalkohol gemeint. (So viel ist ungefähr in einem viertel Liter Bier oder einem achtel Liter Wein enthalten.)

	0 Punkte	1 Punkt	2 Punkte	3 Punkte	4 Punkte	Meine Punkt-zahl
Wie oft haben Sie im letzten Jahr alkoholische Getränke getrunken?	nie	einmal im Monat	2-mal im Monat	3-mal im Monat	4- oder mehrmals im Monat	
Wie viele Drinks trinken Sie pro Tag?	1–2	3–4	5–6	7–9	10 und mehr	
Wie oft trinken Sie sechs oder mehr Drinks pro Tag?	nie	weniger als einmal im Monat	einmal im Monat	einmal in der Woche	fast täglich	
Wie oft hatten Sie im letzten Jahr das Gefühl, Sie könnten nicht aufhören zu trinken, wenn Sie angefangen haben?	nie	weniger als einmal im Monat	einmal im Monat	einmal in der Woche	fast täglich	
Wie oft konnten Sie im letzten Jahr nicht das tun, was von Ihnen erwartet wurde, weil Sie Alkohol getrunken hatten?	nie	weniger als einmal im Monat	einmal im Monat	einmal in der Woche	fast täglich	

	0 Punkte	1 Punkt	2 Punkte	3 Punkte	4 Punkte	Meine Punkt-zahl
Wie oft brauchen Sie schon morgens ein alkoholisches Getränk, weil Sie vorher stark getrunken haben?	nie	weniger als einmal im Monat	einmal im Monat	einmal in der Woche	fast täglich	
Wie oft haben Sie im letzten Jahr nach dem Alkoholtrinken Gewissensbisse gehabt oder sich schuldig gefühlt?	nie	weniger als einmal im Monat	einmal im Monat	einmal in der Woche	fast täglich	
Wie oft haben Sie sich nicht an die Ereignisse der Nacht zuvor erinnern können, weil Sie Alkohol getrunken hatten?	nie	weniger als einmal im Monat	einmal im Monat	einmal in der Woche	fast täglich	
Haben Sie sich oder einen anderen schon einmal verletzt, weil Sie Alkohol getrunken hatten?	nie	ja, aber nicht im letzten Jahr			ja, im letzten Jahr	
Hat Ihnen ein Verwandter, Freund oder Arzt geraten, Ihren Alkoholkonsum zu verringern?	nie	ja, aber nicht im letzten Jahr			ja, im letzten Jahr	

Bitte zählen Sie Ihre Punkte zusammen:

Wenn Sie in der Summe mehr als 8 Punkte erreichen, ist es wahrscheinlich, dass bei Ihnen ein Alkoholproblem vorliegt. Dann sollten Sie auch den Test auf S. 32 machen, um zu prüfen, ob sich bereits eine Alkoholabhängigkeit entwickelt hat.

Falls Sie 1 bis 8 Punkte haben, gehören Sie wahrscheinlich zu den »Genusstrinkern« und befinden sich nicht in akuter Gefahr, alkoholabhängig zu werden. Wir schlagen Ihnen vor, diesen Test regelmäßig zu wiederholen, um Veränderungen im Konsumverhalten frühzeitig zu bemerken.

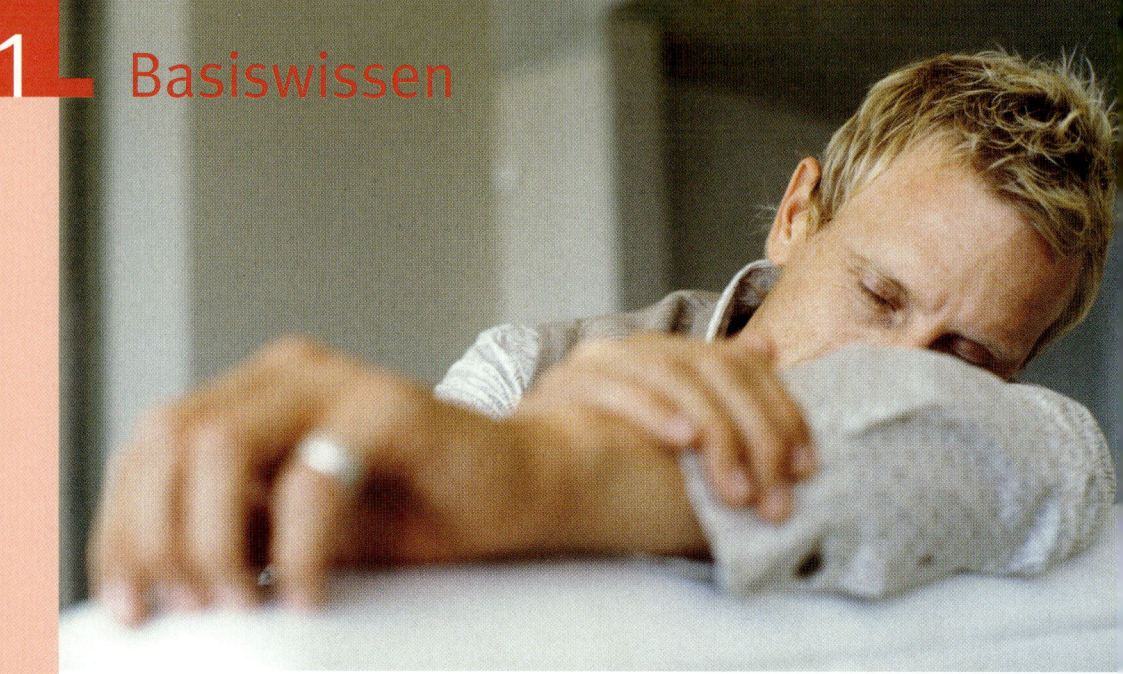

Diagnosen – wann ist man abhängig?

Übermäßiger Alkoholkonsum schadet in jedem Falle.

Ob jemand als alkoholabhängig bezeichnet werden muss oder nicht, hängt in erster Linie davon ab, ob er typische Anzeichen einer Abhängigkeitserkrankung zeigt oder eben nicht. Doch auch wenn die konsumierte Alkoholmenge bei der Abhängigkeitsdiagnose nicht an erster Stelle steht, und es also sein kann, dass man beispielsweise einen riskanten Konsum betreibt und dennoch medizinisch nicht als abhängig gilt, weil man eben noch nicht die typischen Krankheitskriterien zeigt, ist das keinesfalls ein Freibrief, so weiterzumachen. Im Gegenteil, wenn Sie so weitermachen, entstehen auf jeden Fall Schäden, und die Gefahr ist groß, früher oder später ebenfalls abhängig zu werden. Medizinisch werden die drei Kategorien Vergiftung (Rauschzustand), schädlicher Gebrauch (Missbrauch) und Abhängigkeit unterschieden.

Beim Rauschzustand unterscheidet man drei Stufen

Wir schauen uns zunächst die kurzfristigen Folgen an, die übermäßiger Alkoholkonsum hat. Jedes Suchtmittel löst körperliche Wirkungen aus. Mit zunehmender Alkoholmenge nimmt die Gefahr gefährlicher körperlicher Auswirkungen zu. Wir reden dann von einem Rauschzustand oder einer »Intoxikation«, einer Vergiftung. Im schlimmsten Fall kann diese Vergiftung tödlich wirken.

Alkohol kann tödlich wirken. Welche Alkoholkonzentration im Blut im Einzelfall tödlich wirkt, hängt von individuellen Faktoren ab; hierzu zählt auch die Alkoholgewöhnung. Eine tödliche Alkoholvergiftung kann ab 3‰ Blutalkoholkonzentration erfolgen – einige Menschen können jedoch sogar 5 oder 6‰ Blutalkoholkonzentration überleben.

Eine Alkoholvergiftung führt zu körperlichen, psychischen und Verhaltensänderungen im Anschluss an den Konsum. Grob unterscheiden wir drei verschieden starke Vergiftungsstufen:

Leichte Rauschzustände. Diese treten oft im Bereich von 0,5 bis 1,0 Promille Blutalkoholkonzentration auf und führen zu Veränderungen der Bewegungen, die beim Gehen und Stehen zu beobachten sind; die Sprache wird verwaschen, es setzen eine Enthemmung und eine verminderte Kritikfähigkeit ein.

Mittelgradige Rauschzustände. Bei mittelgradigen Rauschzuständen, die oft bei einer Blutalkoholkonzentration zwischen 1,0 und 2,5 Promille auftreten, sind die psychischen Auffälligkeiten schon größer. Vor allem fallen häufig die größere Enthemmung, Gereiztheit und Aggressivität sowie schnelle Stimmungsänderungen und Schwierigkeiten in der Koordination von Bewegungen auf.

Schwere Rauschzustände. Diese treten bei einer Blutalkoholkonzentration von über 2 Promille auf und gehen oft mit Bewusstseinsstörungen, Angst und Erregung, Ruhigstellung, Gleichgewichtsstörungen, Schwindel und Sprachschwierigkeiten einher. Bewusstlosigkeit beginnt meist bei einer Blutalkoholkonzentration von 4 Promille; die Dämpfung des Atemzentrums und das Einatmen von Erbrochenem können hierbei zum Tod führen.

Was ist schädlicher Gebrauch bzw. Missbrauch?

Wenn der langfristige Konsum psychotroper Substanzen – also hier Alkohol oder Medikamente – bereits zu Gesundheitsschäden geführt hat, spricht man von schädlichem Gebrauch oder Missbrauch. Bei dieser Krankheitskategorie liegt allerdings noch keine Abhängigkeit vor.

Welche Schäden entstehen durch Alkoholmissbrauch?

Chronischer Alkoholkonsum kann sich auf viele körperliche Funktionen auswirken. Häufige Infekte durch Schwächung des Immunsystems, Abbau von Muskelmasse zugunsten der Fetteinlagerung, Kreislaufstörungen mit starken Blutdruckschwankungen, vermehrtes Schwitzen, Leistungsschwäche bei Fehl- oder Mangelernährung sind mögliche Folgen des Alkoholkonsums.

Die körperlichen Symptome fallen bei der ärztlichen Untersuchung oft als erste Zeichen eines schädlichen Konsums auf.

Körperliche Schäden. Bei sämtlichen Organsystemen kann es zu Störungen kommen: Störungen der Leberfunktion, Magen-Darm-Beschwerden, Blutungen, Herzrhythmusstörungen, Störungen des Zuckerstoffwechsels, Osteoporose, hormonelle Veränderungen mit verminderter Libido und Fruchtbarkeit, Impotenz und Verweiblichung bei Männern. Längerfristig steigt das Krebsrisiko (Mundhöhle, Kehlkopf, Speiseröhre, Magen, Darm, Leber, Bauchspeicheldrüse, Brust). Hirn- und Nervenschädigungen können sich äußern in sinkender Koordinationsfähigkeit, Erinnerungslücken, Demenz, Zittern, Kribbeln und Taubheitsgefühlen.

Seelische Schäden. Alkohol kann die Stimmung beeinflussen und langfristig verschlechtern. Eine depressive Stimmungslage als Folge des Alkoholkonsums kommt häufig vor – bis hin zu Suizidgedanken und tatsächlichem Suizid. Durch seine Auswirkungen auf die Gehirnfunktionen beeinflusst Alkohol eigentlich alle psychischen Vorgänge; er kann zu Angstzuständen und manchmal auch Wahnvorstellungen führen; die Konzentrationsfähigkeit ist eingeschränkt, die Reaktionsfähigkeit sinkt, die Sinneswahrnehmungen (Sehen, Hören, Riechen, Schmerzempfindung) sind reduziert; man ist vergesslicher und reizbarer bis hin zu aggressiven Ausbrüchen.

> Zu hoher Alkoholkonsum beeinträchtigt alle psychischen Vorgänge.

Körper und Seele befinden sich bei anhaltendem und übermäßigem Suchtmittelgebrauch in einer permanenten Stresssituation. Entsprechende Missempfindungen halten den Teufelskreis aufrecht: Gegen vermehrte Unruhe- und Angstzustände wird zur kurzfristigen Beruhigung erneut auf das Suchtmittel zurückgegriffen. Das Suchtmittel entwickelt sich zum Lebensinhalt, andere Aktivitäten und Sozialkontakte werden vernachlässigt.

Soziale Schäden. Verändert ein betroffener Mensch aufgrund des Alkoholmissbrauchs seinen sozialen Umgang, zieht sich von Freunden, Bekannten, Kollegen zurück, dann ist dies eine gravierende soziale Schädigung, die sich in den meisten Fällen wiederum ungünstig auf viele Lebensbereiche auswirkt.

Welche Schäden entstehen durch Medikamentenmissbrauch (Benzodiazepine)?

Die am häufigsten eingesetzten Beruhigungsmittel, die Benzodiazepine, haben als wichtigste Nebenwirkung Tagesmüdigkeit und Schläfrigkeit. Die Aufmerksamkeit und das Reaktionsvermögen sind beeinträchtigt. Wenn die Beruhigungsmittel chronisch, also über Monate oder gar Jahre hinweg eingenommen werden, können folgende Nebenwirkungen auftreten:

- dysphorische Verstimmungszustände, also Lustlosigkeit, Antriebslosigkeit und Mattheit
- Vergesslichkeit
- Leistungsminderung
- muskuläre Schwäche und eingeschränkte Reflexe
- Appetitstörungen
- Abnahme der sexuellen Lust
- Menstruationsstörungen

Wenn man die Benzodiazepine absetzt, treten zunächst die Symptome verstärkt auf, gegen die man die Medikamente eingenommen hat.

Rebound-Effekt. Besonders unangenehm ist für viele Betroffene der sogenannte »Rebound-Effekt« nach dem Absetzen der Benzodiazepine: Die eigentliche Krankheitssymptomatik, also zum Beispiel die Angst, die Unruhe, die Schlafstörung, tritt intensiviert auf. Dieser Rebound-Effekt hält bis zu einigen Tagen an und ist sicherlich dafür verantwortlich, dass Betroffene es als so schwer oder gar unmöglich empfinden, auf die Medikamente zu verzichten.

Die typischen Entzugssymptome nach Absetzen der Benzodiazepine bestehen aus dem Gegenteil der eigentlichen Wirkung: vermehrte Angst und innere Unruhe, Schlaflosigkeit, Schreckhaftigkeit, Übelkeit und Erbrechen, Schwitzen, Zittern, Kopfschmerzen, Muskelverspannungen.

Woran erkennt man eine Abhängigkeitserkrankung?

Eine Abhängigkeitserkrankung bedeutet, dass über die Gesundheitsschäden hinaus bereits

- ein Kontrollverlust eingetreten ist und
- eine Toleranzsteigerung (Gewöhnung) vorliegt,
- häufig tritt auch ein körperliches Entzugssyndrom auf, wenn der Konsum unterbrochen oder eingeschränkt wird.

Kontrollverlust – ich will aufhören, kann es aber nicht

Obwohl eine betroffene Person weiß, dass der Konsum schädlich ist und sich fest vorgenommen hat, nicht zu konsumieren, gelingt dies nicht. Das Verlangen nach dem Suchtmittel (der Suchtdruck, siehe S. 64) ist so groß, dass keine Kontrolle möglich ist und die Person mehr konsumiert, als sie beabsichtigt hat. Häufig kann sie den Konsum erst dann beenden, wenn sie zu betrunken ist, um weiter zu trinken, oder bis sie einschläft.

Frau S. aus dem Fallbeispiel auf S. 13 hat ja durchaus wahrgenommen, wie der Alkohol ihr Leben negativ veränderte und hat immer wieder versucht, sich gegen das Trinken zu wehren, kapitulierte aber regelmäßig. Sie hatte den Eindruck, sie könne den Tag ohne Alkohol nicht beginnen. Versuchte Sie es dennoch, wurde sie von ihren Ängsten regelrecht überrollt und griff dann doch wieder zur Flasche.

Ein typisches Merkmal ist der Kontrollverlust; man kann nicht mehr frei entscheiden, ob man das Suchtmittel konsumiert oder nicht.

Gewöhnung – die Dosis muss immer höher werden

Die gleich bleibende Menge des Suchtstoffs führt nach gewohnheitsmäßigem Gebrauch zu immer geringeren Wirkungen: Der Körper gewöhnt sich an den Suchtstoff, er entwickelt eine Toleranz, eine Gewöhnung. Um die erwünschte Wirkung beizubehalten, wird deshalb die Konsummenge erhöht (Dosissteigerung). Toleranz und Dosissteigerung sind wichtige Merkmale der Abhängigkeitserkrankung.

Das hat Frau W. aus dem Fallbeispiel auf S. 14 erlebt. Zunächst hatte sie nur eine viertel Tablette eingenommen, aber nach einiger Zeit wurde diese Dosis wirkungslos. Um die Rückenschmerzen zu lindern und die schlaffördernde und beruhigende Wirkung zu erzielen, musste sie die doppelte Dosis einnehmen, die dann wiederum nach einiger Zeit auch nicht mehr ausreichend wirkte.

Wird der Konsum eingeschränkt, entstehen Entzugssymptome

Ein weiteres wichtiges Merkmal ist das Entstehen von Entzugssymptomen, wenn man den Konsum einschränkt oder einstellt.

Frau S. (siehe S. 13) hatte jeden Morgen, nachdem der Alkoholspiegel im Blut über Nacht gesunken war, Entzugssymptome: Sie zitterte, schwitzte und ihr Herz raste. Die Entzugssymptome hängen mit der Gewöhnung des Körpers an das Suchtmittel zusammen. Der Körper gewöhnt sich an die biologischen Wirkungen des Suchtmittels, im Falle des Alkohols beispielsweise an die hemmende Wirkung im Nervensystem. Auf der Ebene der Nervenzellen überwiegt diese hemmende Wirkung (auf diese Zusammenhänge gehen wir auf S. 56 noch im Detail ein). Diese hemmende Wirkung teilt Alkohol mit beruhigenden Medikamenten wie den Benzodiazepinen.

Abhängigkeit ist eine Krankheit

Bis in die sechziger Jahre des letzten Jahrhunderts galt die Abhängigkeit von Suchtmitteln häufig als Zeichen von Willens- und Charakterschwäche. Dies hat sich durch ein Urteil des Bundessozialgerichts vom 18. Juni 1968 entscheidend verändert: Die Sucht wurde als Krankheit anerkannt. Die Gleichstellung mit anderen Krankheiten hat wichtige rechtliche Auswirkungen: Im Krankheitsfall wird das Gehalt weiter bezahlt und Betroffene haben einen Anspruch auf eine angemessene Behandlung und Rehabilitation.

»Bio-psycho-soziales« Krankheitsmodell

Die Anerkennung der Abhängigkeit als Krankheit hat nicht nur sozialrechtliche und politische, sondern auch ganz wesentliche psychologische Auswirkungen: Wie bei den meisten Erkrankungen wirken auch bei den Abhängigkeitserkrankungen mehrere Faktoren zusammen, die die Erkrankung entstehen lassen und weiter aufrechterhalten. Wir haben dabei insbesondere

- körperliche (biologische),
- seelische (psychologische) und
- gesellschaftliche (soziale) Faktoren im Blick.

Ein solches »bio-psycho-soziales« Krankheitsmodell ist besonders deshalb wichtig, weil es – anders als früher oft üblich – nicht einen Gesichtspunkt, wie zum Beispiel die »Charakterschwäche«, als allein verantwortlich heraushebt. Wenn mehrere Faktoren in ihrem Zusammenwirken eine Krankheit entstehen lassen und aufrechterhalten, dann müssen diese unterschiedlichen Faktoren auch bei der Therapie eine Rolle spielen. Eine zeitgemäße Therapie von Abhängigkeitserkrankungen berücksichtigt deshalb biologische, psychologische und sozialtherapeutische Maßnahmen. Daher ist es nicht mehr vertretbar, eine Abhängigkeitserkrankung vorrangig als persönliches Versagen, als Willensschwäche oder als Folge psychischer Unreife zu verstehen.

Das Vorurteil, Sucht sei gleichbedeutend mit Willensschwäche, ist falsch.

Test: Besteht bei Ihnen eine Alkoholabhängigkeit?

Wenn der Test auf S. 22 einen problematischen Alkoholkonsum ergab oder Sie überprüfen wollen, ob Sie alkoholabhängig sind, sollten Sie sich auch die folgenden sechs Fragen ehrlich beantworten. Dieser Fragebogen orientiert sich an der Internationalen Klassifikation der Erkrankungen (»International Classification of Diseases«, ein weltweit vereinheitlichtes Manual medizinischer Diagnosen, abgekürzt ICD).

	Ja	Nein
Spüren Sie (häufig) einen starken Drang, eine Art unbezwingbares Verlangen, Alkohol zu trinken?	☐	☐
Kommt es vor, dass Sie nicht mehr aufhören können zu trinken, wenn Sie einmal begonnen haben?	☐	☐
Trinken Sie manchmal morgens, um eine bestehende Übelkeit oder das Zittern (z. B. Ihrer Hände) zu lindern?	☐	☐
Brauchen Sie zunehmend mehr Alkohol, bevor Sie eine bestimmte (die gewünschte) Wirkung erzielen?	☐	☐
Ändern Sie Tagespläne, um Alkohol trinken zu können bzw. richten Sie den Tag so ein, dass Sie regelmäßig Alkohol konsumieren können?	☐	☐
Trinken Sie, obwohl Sie spüren, dass der Alkoholkonsum Ihnen körperlich, psychisch oder sozial schadet?	☐	☐

Wenn Sie drei oder mehr Fragen mit Ja beantwortet haben, sind Sie wahrscheinlich alkoholabhängig. Denn hier werden die typischen Anzeichen einer Alkoholabhängigkeit beschrieben.
Wenn nur eine oder zwei Aussagen zutreffen, könnte dennoch eine Abhängigkeit bestehen oder eben auch nicht. In diesem Falle lässt sich kein eindeutiges Fazit ziehen. Es besteht aber auf jeden Fall ein riskantes Konsumverhalten.

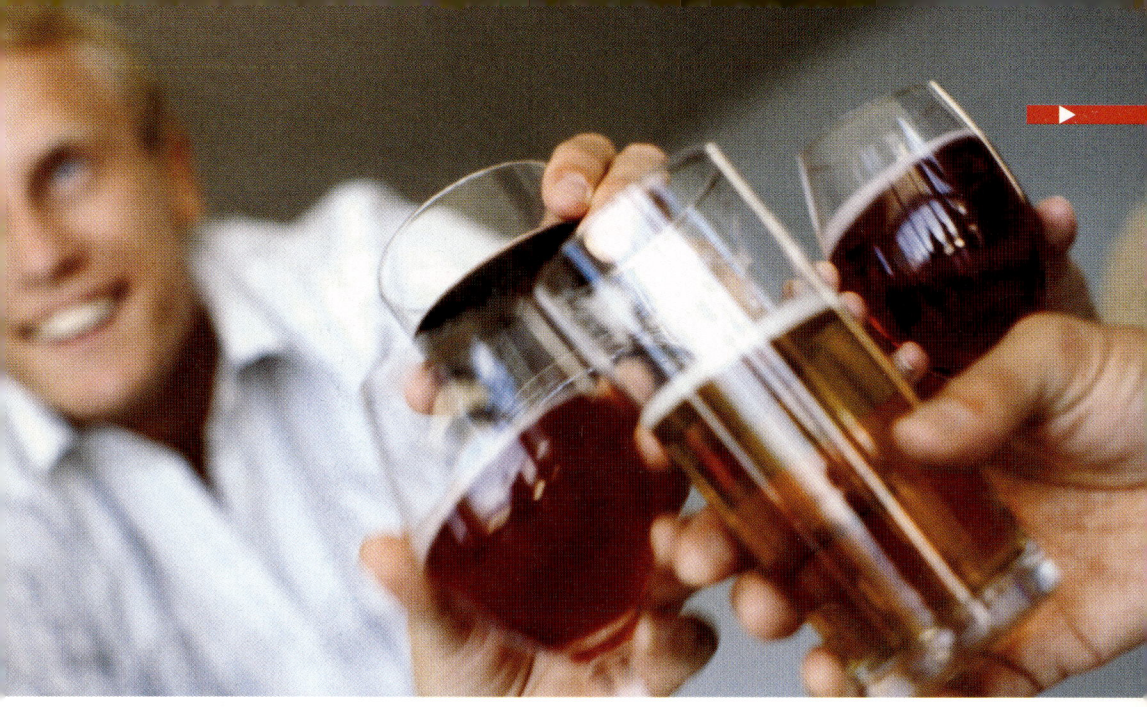

Wie entstehen Missbrauch und Abhängigkeit?

Mit zunehmender Schwere des Missbrauchs oder der Abhängigkeit wird ein immer größerer Teil der psychischen Energie, der Gedanken und Befürchtungen für das Suchtmittel und dessen Konsum verwendet.

Die Sucht spielt sich im Kopf ab.

Wie bei allen psychischen Erkrankungen ist es eigentlich nie möglich, eine einzelne Ursache einer Suchterkrankung zu finden. In der Regel tragen viele Faktoren dazu bei, dass sich eine Suchterkrankung entwickelt. Das wird in dem Modell der »bio-psycho-sozialen« Verursachung und Aufrechterhaltung von Suchterkrankungen beschrieben, das wir auf S. 30 schon kurz vorgestellt haben. Dieses Modell geht davon aus, dass körperliche (biologische), seelische (psychologische) und gesellschaftlich (soziale) Komponenten an der Entstehung und Aufrechterhaltung einer Suchterkrankung beteiligt sind.

Es geht darum zu verstehen, warum jemand in die Suchtfalle gerät und – bildlich gesprochen – darin sitzen bleibt. Wenn man die Mechanismen durchschaut, die hier wirken, kann man bereits die Wege erahnen, die wieder hinausführen. Das hilft nicht nur dem Betroffenen, der seine Sucht wieder loswerden möchte, sondern auch den Angehörigen, die seine Lage nun besser verstehen.

In den folgenden Abschnitten stellen wir Ihnen typische psychologische und soziale Faktoren vor, die fast immer bei der Suchtentwicklung eine wichtige Rolle spielen. Diese Aufzählung ist nicht vollständig, und im Einzelfall müssen nicht alle genannten Faktoren bei der Suchtentstehung beteiligt gewesen sein. Aber schauen Sie mal, in welchen Beschreibungen Sie sich wiederfinden. (Auf die biologischen [körperlichen] Aspekte gehen wir dann im nächsten Kapitel ein.)

Man gewöhnt sich langsam an das Suchtmittel

In nahezu allen Fällen entwickelt sich eine Abhängigkeit von Suchtmitteln schleichend.

Man ist nicht von heute auf morgen abhängig, sondern die Abhängigkeit schleicht sich ein. Diese schleichende Entwicklung wird durch die Bezeichnung »Gewöhnung« ausgedrückt: Der Körper gewöhnt sich an das Suchtmittel und reagiert mit zunehmender Zeit verändert auf die gleiche Dosis: In der Regel führt die gleiche Dosis zu einer immer geringeren Wirkung. Dies führt dazu, dass abhängige Menschen die Dosis steigern müssen, um eine ähnliche Wirkung zu erzielen. Man spricht in diesem Zusammenhang von einer Toleranzentwicklung, die ein Kennzeichen einer Abhängigkeit darstellt.

Im Lauf der Zeit ist es gar nicht mehr die angenehme Wirkung des Suchtmittels, die im Vordergrund steht, sondern das Vermeiden der unangenehmen Folgen, wenn man Alkohol oder entsprechende Medikamente weglässt oder nicht in ausreichender Menge zu sich nimmt. Gegen die auftretende Unruhe oder Angst hilft dann kurzfristig der Alkohol oder das Beruhigungsmittel, andere Möglichkeiten verkümmern, weil sie nicht mehr eingesetzt und damit geübt werden.

Man greift automatisch zum Suchtmittel

Die Zeit zwischen dem Auftreten körperlicher und seelischer Missempfindungen und dem Griff zum Suchtmittel wird immer kürzer und immer schlechter aushaltbar. Und weil das Suchtmittel erfahrungsgemäß relativ schnell zur Entlastung und Beruhigung führt, erfolgt die Einnahme zunehmend automatisiert. Diesem Automatismus nicht nachzugeben hieße, negative Empfindungen zunächst aushalten zu müssen. Es kostet Mühe, andere Bewältigungsmöglichkeiten zu nutzen. Bei schon jahrelangem Konsum von Suchtmitteln stehen diese oft nicht mehr zur Verfügung. Man hat verlernt, sich bei Freunden Unterstützung zu holen, vielleicht hat man auch gar keine wirklichen Freunde mehr. Man spürt seine Gefühle und Bedürfnisse nicht mehr, weil das Bedürfnis nach dem Suchtmittel alles andere überdeckt. Es fällt einem nichts mehr ein, wenn es um persönliche Hobbys und Stärken geht. Damit es einem aber auch langfristig besser gehen kann, sind gerade solche Kraftquellen nötig.

Alkohol und Medikamente erleichtern kurzfristig

Viele Betroffene erleben, dass bei ihnen Alkohol oder Medikamente kurzfristig innere Spannungen vermindern. Manche Betroffene verlernen andere – hilfreichere – Möglichkeiten, mit Belastungen umzugehen. Sie suchen nicht mehr das Gespräch mit der Familie oder den Kollegen, sondern ziehen sich mit dem Suchtmittel zurück. Meist beginnen Betroffene heimlich zu konsumieren und sich Vorräte anzulegen. Durch die Einengung auf den Suchtmittelkonsum fehlt es an Erfolgserlebnissen und Verstärkern für das Selbstbewusstsein. Fähigkeiten im Kontakt mit anderen Menschen, die sogenannten sozialen Kompetenzen, werden nicht weiterentwickelt oder verkümmern sogar. Hat jemand sowieso schon Ängste in sozialen Kontakten, scheint das Suchtmittel der einzige Weg zu sein, um Hemmungen abzubauen. Die Selbstwirksamkeitserwartung, d. h. das Gefühl, selbst etwas bewirken und beeinflussen zu können, sinkt.

Das Suchtmittel lässt Probleme – zumindest vorübergehend – verschwinden

Das Suchtmittel wird zum »Problemlöser«.

In aller Regel entsteht eine Medikamentenabhängigkeit dadurch, dass ein suchterzeugendes Medikament, also eine beruhigende, angstlösende, muskelentspannende oder schlaffördernde Medikation, ein anderes Problem lösen soll. Diese Medikamente wirken in aller Regel recht schnell: Ihre Wirkung ist in weniger als einer Stunde nach der Einnahme deutlich und angenehm spürbar. Somit halten sie, was sie versprechen: Das eigentliche Problem scheint gut behandelt zu sein. Allerdings: Wenn das eigentliche Problem nicht anders gelöst wird, wird es auch nach Absetzen oder Ausschleichen der Medikamente fortbestehen.

Leider kann es sich auch ereignen, dass ein Problem erst durch das Medikament entsteht. Ein Beispiel ist Frau W. aus unserer Fallgeschichte auf S. 14: Sie erhielt ein Benzodiazepin wegen starker Rückenschmerzen. Das Medikament linderte nicht nur die Rückenschmerzen, sondern verbesserte bei ihr das Einschlafen. Sie hatte früher zwar nicht wirklich unter Schlafstörungen gelitten, brauchte aber immer einige Zeit bis zum Einschlafen. Bei Aussetzungsversuchen des Medikaments bemerkte sie, dass sie erheblich länger als früher brauchte, bis sie wieder einschlafen konnte: Das Medikament hat eine Schlafstörung begünstigt.

Was versteht man unter »Selbstmedikation«?

Da Alkohol und Medikamente bei einigen psychischen Problemen kurzfristig erleichternd wirken, wird gelegentlich von »Selbstmedikation« gesprochen: Nach einer Traumatisierung, also einem Autounfall, einer Vergewaltigung oder einer sonstigen schlimmen Erfahrung, bekommen Betroffene die schrecklichen Bilder oft nicht »aus dem Kopf«, stellen aber fest, dass Alkohol oder Beruhigungsmedikamente beim »Abschalten« helfen.

Das Suchtmittel hat dabei die Funktion der Beruhigung und Betäubung, wenn Gefühle, Erinnerungen und Schmerz unkontrollierbar werden. Kurzfristig tritt eine Entlastung ein; langfristig schwächt der Suchtmittelgebrauch die eigene Widerstandskraft.

Aktuelle Belastungen durch Arbeitslosigkeit, Krankheit, Todesfälle oder Trennungssituationen können ebenfalls zu einem verstärkten Substanzgebrauch führen. Wer vor ähnlichen Hintergründen Suchtmittelkonsum betreibt, wird erst dann mit einem geringeren Konsum oder ganz abstinent leben können, wenn andere Möglichkeiten vorhanden sind, mit diesen Schwierigkeiten umzugehen.

Wer sozial gehemmt ist, kann die Alkoholwirkung als befreiend erleben, weil die Kontaktfähigkeit vergrößert ist. Wer Angst- und Panikstörungen hat, fühlt sich unter den Beruhigungsmitteln oder Alkohol angstfrei und gut. Wer unter depressiven Phasen leidet, empfindet die Wirkung von Alkohol als befreiend.

Da diese hilfreiche Wirkung infolge der Toleranzentwicklung nachlässt und Alkohol und Medikamente eben auch andere, hinderliche Wirkungen entfalten, ist diese »Selbstmedikation« keine dauerhafte Lösung. Deshalb spielt es bei der Behandlung einer Suchterkrankung eine große Rolle, wenn eine solche zusätzliche Beeinträchtigung vorliegt. Wenn dies der Fall ist, muss für diese Beeinträchtigung eine Lösung gefunden werden, sonst wird es besonders schwierig sein, auf das Suchtmittel zu verzichten.

Bagatellisieren: Das Suchtproblem wird verleugnet

Viele Betroffene haben lange Zeit keine realistische Wahrnehmung für ihren problematischen oder bereits krankhaften Konsum. Das hängt mit unserer Wahrnehmung zusammen. Für die psychologischen Mechanismen der Wahrnehmung gilt – ganz verkürzt dargestellt: Wir nehmen bevorzugt das wahr, was wir kennen, was uns vertraut ist, was wir wahrnehmen wollen. Unterschiedliche psychologische Mechanismen schützen uns davor, das bewusst werden zu lassen, an uns herankommen zu lassen, was nicht in unsere Welt passt, was wir nicht wahrhaben wollen und können.

Verdrängung hat auch eine psychologische Schutzfunktion

Verleugnung, Verdrängung, Bagatellisierung sind aktive Vorgänge, die einen psychologischen Schutz darstellen. Es wäre schlimm, wenn wir all das Ängstigende, mit dem wir nicht gut umgehen könnten, ganz nahe an uns heranlassen würden. Bei Menschen, die an einer Depression erkrankt sind, wird immer wieder sichtbar, was passieren kann, wenn Schlechtes, Bedrohliches und Schwächendes zu nahe kommen, zu großen Einfluss ausüben.

Wahrnehmungsabwehr kann ein Schutz sein. In einigen Untersuchungen zeigte sich, dass Menschen, die die Wahrheit nicht nahe an sich heranlassen, nachdem sie von ihrer Krebsdiagnose erfahren haben, sogar eine höhere Lebensqualität und längeres Überleben haben als diejenigen, die sich jetzt intensiv mit dem Problem auseinandersetzen und es gewissermaßen verinnerlichen.

Der Schutz vor der Wahrnehmung von Bedrohlichem ist auch bei einigen Menschen wirksam, die in eine Suchtproblematik geraten. Sie tun sich schwer damit, den Konsum als eigenen Lebensbereich wahrzunehmen, über

Tipp

Man kann »Krankheitseinsicht« nicht erzwingen

Bei der Psychotherapie von suchtkranken Menschen ist es wichtig, ein realistisches Problembewusstsein zu schaffen, allerdings ohne sie dadurch zu schwächen. Sind die Versuche, das Problembewusstsein zu vergrößern, zu massiv und konfrontativ, zu wenig wertschätzend und zu demütigend, werden sie oft wenig erreichen. Krankheitseinsicht, Problembewusstsein und ein »nüchterner Blick« auf die eigenen Erlebens- und Verhaltensweisen benötigen Wertschätzung, authentische Begegnung, spürbares Interesse der Umgebung am Wachsen des Betroffenen, nicht an seinem Niedergang.

den sie zunehmend die Kontrolle verlieren. Angehörige von Betroffenen und Helfende aus der Umgebung oder dem Gesundheitssystem erleben das dann als unterentwickeltes Problembewusstsein oder gar als »fehlende Krankheitseinsicht«. Diese fehlende Krankheitseinsicht kann im weiteren Verlauf deshalb problematisch sein, weil sie nicht zum Wunsch führt, etwas zu verändern.

Nicht alle Betroffenen haben ein zu geringes Problembewusstsein. Uns ist an dieser Stelle wichtig, dieses Phänomen nicht als einen Wesenszug, der für Unehrlichkeit und Schlechtes steht, sondern als einen »normalen« Schutzmechanismus zu verstehen, der in vielen Lebensbereichen auch hilfreich und stärkend sein kann.

Das Leben dreht sich nur noch um das Suchtmittel

Frau S., die auf S. 13 beschrieben hat, dass sie seit Jahren den Tag mit Alkohol beginnt, beschreibt, wie sich ein regelrechter Teufelskreis entwickeln kann, bei dem der Alkohol immer mehr in den Mittelpunkt des Lebens und des Alltags rückt.

Ihre Beschreibungen zeigen einen wichtigen Mechanismus bei der Entwicklung einer Abhängigkeit: Frau S. erlebt die beruhigende, angstlösende Wirkung von Alkohol. Sie vernachlässigt

»Nichts ging mehr ohne Alkohol«

Mein Selbstbewusstsein wurde immer geringer. Ich habe mir überhaupt nichts mehr zugetraut und mich immer mehr zurückgezogen. Ein normales Leben, so wie ich es früher hatte – ich war eigentlich gern mit Freunden zusammen und habe etwas unternommen –, fand überhaupt nicht mehr statt. Im Grunde war ich nur noch in meiner Wohnung. Alles hat mir Angst gemacht. Wenn ich irgendetwas erledigen und aus dem Haus gehen musste, ging das nur, wenn ich mich vorher mit Alkohol beruhigt hatte. Meine Stimmung war nur dann erträglich, wenn ich getrunken hatte. Der Alkohol wurde zu meinem einzigen Halt und Retter. «

»gesündere« Fähigkeiten und Strategien zur Problembewältigung. Damit verlässt sie sich zunehmend weniger auf ihre eigenen persönlichen Stärken. Stattdessen verlässt sie sich auf die Wirkung des Alkohols. Frau S. schreibt den Erfolg, die Wohnung verlassen und Dinge erledigen zu können, nicht sich selbst, sondern dem Alkohol zu. Im psychologischen Fachjargon wird dies so beschrieben: Frau S. attribuiert den Erfolg external.

Es ist hilfreich, seinen inneren Stärken zu vertrauen

Für Menschen ist es jedoch eher hilfreich, Erfolg in unterschiedlichen Lebensbereichen auf ihre eigenen Fähigkeiten und Maßnahmen zurückzuführen (den Erfolg internal zu attribuieren). Wer wiederholt die Erfahrung macht, Herausforderungen bewältigen zu können, neue Lösungen zu finden, mit Schwierigkeiten zurechtzukommen, wächst. Mit dem psychischen Wachsen vergrößert sich die sogenannte Selbstwirksamkeitserwartung – noch so ein psychologischer Ausdruck, der bedeutet, dass unsere wiederholte Erfahrung, Probleme gemeistert zu haben, unsere Zuversicht stärkt, auch künftig mit Problemen fertig zu werden.

Das Vertrauen in den Alkohol oder in Medikamente schwächt das Vertrauen in sich selbst

Die Sucht führt häufig dazu, dass die Fähigkeiten und Stärken eines Menschen immer mehr verkümmern.

Frau S. hat dagegen wiederholt die Erfahrung gemacht, mit ihren eigenen Fähigkeiten zu scheitern. Hat sie ohne Alkoholwirkung ihre Wohnung verlassen, hat sie Angst verspürt – Angst mit all den unangenehmen körperlichen, gedanklichen und emotionalen Erscheinungen. Ihr Vertrauen in ihre eigenen Fähigkeiten nahm ab. – Psychologisch ausgedrückt: Ihre internale Erfolgsattribution wurde geschwächt. Dagegen stieg ihr Vertrauen in die Wirkung des Alkohols. Psychologisch gesprochen, stärkte sie damit ihre externale Erfolgsattribution. Sie schrieb es dem Alkohol zu, wenn sie eine Herausforderung gemeistert hatte.

Diese Schwächung der internalen Erfolgsattribution und die Stärkung der externalen Erfolgsattribution tun uns Menschen nicht gut. Wir werden kleiner, unsere Zuversicht in die eigenen Fähigkeiten – unsere Selbstwirksamkeitserwartung – schrumpft.

Und so setzt sich der Teufelskreis fort: Der Konsum von Alkohol oder Medikamenten wird immer wichtiger, weil er die Bewältigung von alltäglichen Herausforderungen kurzfristig ermöglicht. Die Wichtigkeit des Suchtmittels steigt. Gleichzeitig verkleinert sich die Selbstwirksamkeitserwartung, was wiederum die Wichtigkeit des Suchtmittels noch größer werden lässt.

Man vernachlässigt wichtige Lebensbereiche

Wenn immer mehr Situationen vermieden werden, gehen zunehmend die üblichen Quellen für das eigene Wohlergehen verloren. Viele Menschen schöpfen ja Kraft, Zuversicht und Stärke aus der befriedigenden Beziehung zu anderen Menschen, aus Erfolgen bei wichtigen Lebensaufgaben wie der Familie, der Arbeit, den Freizeitbeschäftigungen. Werden diese Bereiche immer mehr eingeschränkt, geht damit eben auch einher, dass diese Kraftquellen versiegen. Woher kommt jetzt die Stärke?

Im ungünstigen Verlauf wird an dieser Stelle das Suchtmittel für das seelische Gleichgewicht immer bedeutsamer. Das Suchtmittel tritt an die Stelle früherer Kraftquellen. Es beginnt, gelingende Beziehungen zu ersetzen, es wird wichtiges Instrument im Umgang mit sich selbst und mit anderen. Das Suchtmittel sorgt für kurzfristige Entlastung und wirkt relativ zuverlässig.

Vertrauensvolle Beziehungen zu anderen Menschen sind wichtig

Familie, Freunde, Arbeit und Hobbys werden nicht mehr als Kraftquelle, sondern eher als Belastung erlebt. An ihre Stelle tritt das Suchtmittel.

Langfristig wichtige Lebensbereiche sind soziale Beziehungen in Familie, Partnerschaft, Freundschaft, Kollegenkreis. Traditionell bietet der berufliche Bereich eine wichtige Möglichkeit für soziale Begegnungen. Gleichzeitig sorgt er für Struktur mit geregelten Abläufen, Kontakten, neuen Erfahrungen und erfordert eine Abgrenzung zwischen Arbeit und Freizeit. Ein weiterer wichtiger Bereich sind die persönlichen Hobbys, Interessen, Fähigkeiten und Stärken, die als Kraftquellen wirken, sofern sie regelmäßig genutzt werden. Das Leben und Erfahren verschiedener Lebensbereiche trägt zur Weiterentwicklung und zur Lebensqualität wesentlich bei. Misserfolgserlebnisse und Versagensgefühle in einem Lebensbereich (z. B. Verlust des Arbeitsplatzes) können zumindest teilweise aufgefangen werden, wenn die anderen Bereiche einigermaßen intakt sind. So können Menschen, zu denen eine vertrauensvolle Beziehung besteht, entscheidend dazu beitragen, dass man nicht das Selbstvertrauen und die Selbstachtung verliert. Wer es schafft, eigene Stärken zu nutzen und im Alltag regelmäßig zu erfahren, hilft damit, den Alltag zu strukturieren, Kraft für neue Herausforderungen zu beziehen und sich selbst auf gute Weise zu erleben.

Die Abhängigkeit verdrängt alles andere

Die Abhängigkeit von einem Suchtmittel überdeckt oft zunehmend wichtige andere Lebensbereiche. Auch wenn Betroffene äußerlich noch funktionieren können, reduziert sich ihre Wahrnehmung für entsprechende Sinnesreize. Womöglich werden eher die Belastungen, die verschiedene Lebensbereiche mit sich bringen, wahrgenommen. Durch die unmittelbare Wirkung des Suchtmittels auf das »Belohnungssystem« im Gehirn erscheinen zuvor wichtige Lebensinhalte im Vergleich vielleicht sogar langweilig, mühsam, mit Enttäuschungen verbunden, weniger zuverlässig und verfügbar (auf diese Zusammenhänge gehen wir auf S. 56 ein). Durch die Einengung der Wahrnehmung auf das Suchtmittel und die Vernachlässigung wichtiger Lebensbereiche kann sich ein Teufelskreis entwickeln: Die Kompensation eines Lebensbereiches durch einen anderen entfällt, wenn dieser nicht mehr als Ressource wahrgenommen und genutzt wird. Das Suchtmittel nimmt zunehmend Raum und Zeit ein, bis andere Lebensbereiche womöglich wegbrechen (Scheitern der Partnerschaft, Rückzug von Freunden, Verlust des Arbeitsplatzes, körperliche und seelische Beeinträchtigungen).

Man kann oder will sich den Aufgaben nicht stellen

Jede Lebensphase stellt uns vor ihre typischen Herausforderungen, wobei es mehr oder weniger typische Entwicklungsaufgaben gibt. Auch wenn der einheitliche Lebensweg, wie er kurz skizziert wird, längst nicht mehr die Regel ist, so verdeutlicht die folgende Tabelle einzelne Entwicklungsaufgaben.

Entwicklungsaufgaben im Leben eines Menschen.

Lebensabschnitt	Entwicklungsaufgabe (jeweils ein Beispiel)
Säuglingsphase	Der Säugling lernt, ganz grundsätzliche Bedürfnisse befriedigt zu bekommen. Hierzu ist es für ihn wichtig, seiner Mutter deutlich zu signalisieren, was er benötigt.
Kindheit	Ein Kind lernt, in zunehmend vielen Lebensbereichen kompetenter und selbstständiger zu werden.
Jugend	Ein Jugendlicher kämpft um seine Selbstständigkeit, strebt eine eigene Identität, zunehmend losgelöst vom Elternhaus, an.
junges Erwachsensein (»Adoleszenz«)	Ein junger erwachsener Mensch findet seine Identitäten in Partnerschaft(en), Beruf und sozialen Systemen.
mittleres Erwachsenenalter – Familienphase	Erwachsene Menschen übernehmen Verantwortung für sich und – sofern vorhanden – ihre Kinder, sie gestalten ihr Leben aktiv in unterschiedlichen Rollen.
Ende der Familienphase	Wenn die Kinder erwachsen werden und die Familie verlassen, müssen andere Lebensinhalte die Lücke auffüllen; neue Hobbys und Themen der Auseinandersetzung mit sich selbst gewinnen an Gewicht.

Lebensabschnitt	Entwicklungsaufgabe (jeweils ein Beispiel)
Berufsaustrittsphase, Rentenalter	In der Phase des Übergangs von Beruf zum Ruhestand verschieben sich die Beschäftigungen erheblich: neue Rollen, neue Lebensinhalte werden wichtig.
spätes Alter – Lebensabschieds-phase	In der Phase des späten Alters und des Lebensabschieds ist es für viele Menschen wichtig, die eigene Biografie zu bejahen, eigene Erfahrungen noch einmal weiterzugeben und das Loslassen in allen Lebenslagen zu lernen.

Eine Suchterkrankung führt häufig dazu, dass die jeweiligen anstehenden Entwicklungsaufgaben nicht mehr bewältigt werden. Dies kann entweder die pure Folge der Suchterkrankung sein: Die Suchterkrankung lässt keinen Raum für die eigentlichen Lebensaufgaben. Oder: Die Suchterkrankung dient unbewusst dazu, die eigentlich anstehende Entwicklungsaufgabe zu vermeiden. Schauen wir uns dazu die Situation einer Patientin an.

Die Beschreibungen von Frau J. sind bezeichnend für das »Empty-Nest-Syndrome«, dem Phänomen des leer gewordenen

»Es fing an, als die Kinder aus dem Haus gingen«

>> Frau J., die sich als Hausfrau, Ehefrau und Mutter identifiziert und engagiert hatte, berichtet: »Als meine beiden Kinder erwachsen waren und aus dem Haus gingen, fühlte ich mich völlig leer, nutzlos und nicht benötigt. Ich wusste nichts mit mir anzufangen. Ich wollte immer für meine Kinder da sein, und jetzt waren sie einfach weg. Schon morgens fängt es an: Ich weiß gar nicht, wie ich den Tag rumbringen soll. Ich habe keine sinnvolle Aufgabe mehr und fürchte mich vor der Langeweile des Tages.

Ich habe abends schon immer gern ein Gläschen Wein getrunken, aber seit die Kinder aus dem Haus sind, greife ich immer öfter zur Flasche. Mit Wein und auch Likör und Schnaps bringe ich meine Tage irgendwie herum. Beim Einschlafen helfen mir Beruhigungsmittel. Wenn ich morgens schon ängstlich und unruhig aufwache, nehme ich sie auch.

Inzwischen bin ich es gar nicht mehr gewohnt, unter Leute zu gehen. Ich traue mir immer weniger zu und habe das Gefühl, dass andere Menschen mir meine Unsicherheit und Nutzlosigkeit anmerken. Ich bin ängstlich und kraftlos. «

Nestes. Sie wurde auf einmal nicht mehr von den Kindern benötigt, ihre Identifikation als »Mutter« füllte immer weniger
Lebensbereiche aus. Ganz offensichtlich stellte bei ihr ein nicht
ausreichend tragfähiges Lebenskonzept für diese Entwick-
lungsphase eine Grundlage für den erhöhten Suchtmittelkonsum dar. Es kann nur spekuliert – nicht aber bewiesen – werden, dass sie sich unbewusst dagegen wehrte, sich aktiv mit
dieser neuen Lebensphase auseinanderzusetzen, eine andere
Rolle als die der Mutter zu stärken, ihre Identität den neuen
Herausforderungen anzupassen.

Dieses Beispiel legt nahe, dass eine »Entwöhnung« von Alkohol und Medikamenten bei Frau J. bedeutet, dass sie sich für
die neue Entwicklungsaufgabe in ihrer aktuellen Lebensphase
wappnen muss. Es ist sehr wahrscheinlich, dass Frau J. wieder
rückfällig oder anderweitig psychisch krank wird, wenn sie die
anstehenden Entwicklungsaufgaben nicht bewältigt.

Dieses Beispiel verdeutlicht auch den Ansatz der psychodyna-
mischen und tiefenpsychologischen Therapien. Aus dieser Sicht
wird die Funktion (»Funktionalität«) der Suchterkrankung betrachtet und die Suchterkrankung auch als ein Symptom einer
tiefer liegenden Verursachung verstanden.

Viele Angehörige verhalten sich co-abhängig

Das Leben eines abhängigen Menschen dreht sich um das
Suchtmittel, das Leben des Angehörigen dreht sich um den Betroffenen. Nicht selten fühlen sich Angehörige verantwortlich
für das Verhalten des abhängigen Menschen. Oft werden sie
aber auch von dem Betroffenen dafür verantwortlich gemacht:
»Wenn du immer schlecht gelaunt bist, muss ich mich ja be-
trinken. Wenn ich es dir nicht recht machen kann, dann ziehe
ich mich lieber zurück.«

Schamgefühle betreffen meist die ganze »Suchtfamilie«. Wenn Angehörige das Suchtmittel besorgen, gehen sie oft abwechselnd in verschiedene Supermärkte, damit es nicht so auffällt. Möglicherweise verdünnen sie Alkohol oder verstecken Flaschen, um die Situation irgendwie beeinflussen zu können und nicht ganz hilflos zu sein. Der Partner übernimmt mit der Zeit immer mehr Verantwortung für die Familie, der suchtkranke Mensch wird vom Partner zunehmend abhängig, fast wie ein Kind. Irgendwann wird der Betroffene womöglich gar nicht mehr in seiner Erwachsenenrolle miteinbezogen, weil er wie abwesend wirkt.

Info

Was bedeutet der Begriff »co-abhängig«?

Der Begriff der Co-Abhängigkeit soll zum Ausdruck bringen, dass ein co-abhängiger Mensch die Abhängigkeit eines Betroffenen – indirekt und ungewollt – unterstützt. Er hilft nicht dem Betroffenen, sondern er fördert die Sucht, weil er dazu beiträgt, dass sie fortbestehen kann. Er wird sozusagen zum Komplizen der Abhängigkeit, er wird zum Teil der Sucht – also co-abhängig.

Die meisten Angehörigen versuchen die Abhängigkeit gegenüber anderen Menschen zu verbergen. Wenn es gelingt, sich Freunden anzuvertrauen, erfahren sie womöglich Bedauern, vielleicht auch Bewunderung, was aber langfristig nicht hilfreich ist.

Sie helfen dem Betroffenen nicht, wenn Sie seine Sucht entschuldigen, vertuschen oder kontrollieren!

Beispiele für co-abhängiges Verhalten

Bei co-abhängigem Verhalten fallen häufig folgende Merkmale auf:

- Übernahme von Verantwortung für den abhängigen Menschen;
- Versuch, dem abhängigen Menschen Belastungen abzunehmen oder zu ersparen;
- Versuch, das Verhalten des abhängigen Menschen zu entschuldigen;
- Versuch, das Konsumverhalten zu kontrollieren: Fernhalten von Konsumanlässen, Aufspüren und Entleeren von Verstecken für das Suchtmittel;

- Nichteingestehen oder Herunterreden des Ausmaßes der Abhängigkeit gegenüber sich selbst und anderen (mangelndes Problembewusstsein sich selbst gegenüber);
- Verhaltensweisen von abhängigen und co-abhängigen Betroffenen verstärken sich wechselseitig. Je mehr Verantwortung der Co-Abhängige übernimmt, desto schlechter geht es dem Abhängigen;
- Zunehmendes eigenes Leiden, reduzierte Lebensqualität und eigener sozialer Rückzug.

Co-Abhängigkeit stellt ein Problem für die co-abhängige Person selbst dar: sie leidet selbst, schränkt ihre Lebensqualität immer weiter ein, entwickelt möglicherweise Symptome einer Depression. Und: Sie möchte dem Süchtigen helfen, die Hilfe läuft aber ins Leere. Noch schlimmer: Die Hilfe kann zum Weiterbestehen der Abhängigkeit beitragen und verfestigt damit die Erkrankung. Aus diesem Grund hat es sich sehr bewährt, bei der Behandlung abhängigkeitskranker Menschen auch immer das unmittelbare Umfeld und den Partner einzubeziehen.

Es geht auch anders

Zum Glück sind Angehörige von abhängigkeitskranken Menschen nicht automatisch co-abhängig. Es gibt durchaus Angehörige, die eine Distanz zur Suchterkrankung des Betroffenen aufrechterhalten, die die Erkrankung nicht »decken«, nicht unterstützen, sondern eher konfrontierend mit der Erkrankung umgehen.

Häufig sind es konfrontierende Partner, die auf eine Veränderung drängen. Die das Fortführen der Partnerschaft von Änderungen abhängig machen. Im Rückblick berichten suchtkranke Menschen häufig, dass der Druck des Partners äußerst wichtig war und erst durch diesen Druck »etwas« passiert ist.

Test: Verhalte ich mich co-abhängig?

Wenn ein Ihnen nahestehender Mensch Suchtmittelmissbrauch betreibt oder abhängig ist, könnte dieser Test interessant für Sie sein. Bitte beantworten Sie die folgenden Fragen und kreuzen das jeweils zutreffende Kästchen an.

	Ja	Nein
Ich vertusche, entschuldige oder verharmlose Versäumnisse des Suchtkranken gegenüber Dritten.	☐	☐
Ich spüre immer wieder Suchtmittel in Verstecken auf und vernichte diese dann.	☐	☐
Meine eigene Lebenszufriedenheit ist erheblich eingeschränkt durch den Suchtmittelkonsum des Betroffenen.	☐	☐
Ich verhalte mich so, als ob meine Liebe, Geduld und Ausdauer dem Betroffenen helfen könnten.	☐	☐
Ich verhalte mich so, als ob die Bedürfnisse des Betroffenen wichtiger sind als meine eigenen.	☐	☐
Ich übernehme immer mehr Verantwortung für den Betroffenen, weil er meist nur noch passiv ist.	☐	☐
Ich musste erkennen, dass ich eigentlich nichts gegen die Sucht des Betroffenen tun kann, aber ich habe es trotzdem immer wieder versucht.	☐	☐
Ich habe schon einmal eine innere Ablehnung oder auch Hass gegenüber dem Betroffenen empfunden, worüber ich sehr erschrocken war.	☐	☐

Wenn Sie mehr als viermal »Ja« angekreuzt haben, ist es sehr wahrscheinlich, dass bei Ihnen bereits eine Co-Abhängigkeit vorliegt. In diesem Fall ist es ratsam, sich intensiver mit diesem Problem auseinanderzusetzen, bei sich selbst zu prüfen, ob man bereit ist, diese Situation weiter zu ertragen, oder ob doch Veränderung notwendig ist. Das ganze Hilfesystem, wie es für die suchtkranken Menschen existiert, hat auch Beratungs- und Behandlungsangebote für die Angehörigen, egal, ob diese co-abhängig sind oder nicht. Angehörige sind in Selbsthilfegruppen willkommen – nicht selten sind sogar die Angehörigen, nicht jedoch die eigentlich Betroffenen in der Selbsthilfegruppe. Beratungsstellen und das medizinische Hilfesystem sind ebenfalls zuständig für die Nöte von co-abhängigen Menschen. Allerdings: Co-Abhängigkeit selbst ist bisher keine medizinische Diagnose.

Die gesellschaftliche Akzeptanz fördert den Missbrauch

In Deutschland und vielen anderen Ländern ist Alkohol ein weitverbreitetes Genussmittel. Der Konsum ist häufig verknüpft mit Geselligkeit und Gelöstheit. Gesellschaftlich anerkannt ist Alkohol, solange der Gebrauch noch kontrolliert erfolgt und Betroffene nicht durch unangemessenes Verhalten auffallen. Es ist durchaus möglich, über Jahre einen regelmäßigen und übermäßigen Alkoholkonsum zu betreiben, ohne dass sich ein Bewusstsein für einen schleichenden Missbrauch oder gar die schleichende Abhängigkeitsentwicklung einstellt. Besteht der Freundes- und Bekanntenkreis überwiegend aus Menschen, die ebenfalls übermäßig Suchtmittel konsumieren, verschwimmen die Grenzen zwischen Normalität und Störung. Befragen wir Patienten im Rahmen üblicher Untersuchungen nach ihrem Alkoholkonsum, hören wir häufig Antworten wie: »Na, ganz normal. So zwei bis drei Bier am Abend. Am Wochenende auch mal mehr.« In der Regel besteht die Überzeugung: »Ich kann auch ohne.«

Je billiger, je gesellschaftlich tolerierter Suchtmittel sind, umso häufiger sind sie in einer Gesellschaft vorhanden.

Die Verordnung und der Gebrauch von Benzodiazepinen, hauptsächlich als Schlafmittel, sind gesellschaftlich eigentlich gar kein Thema. Ungefähr gleich viele Menschen sind von Beruhigungsmitteln abhängig wie von Alkohol – und dennoch wird dieses Problem weder in der Politik noch sonst in der Öffentlichkeit genügend gewürdigt. Menschen, die von Medikamenten abhängig sind, fallen in der Öffentlichkeit nicht unangenehm auf, im Gegenteil: Häufig sind es Menschen, die gut angepasst sind, niemandem zur Last fallen wollen, die Dinge mit sich selbst ausmachen.

49

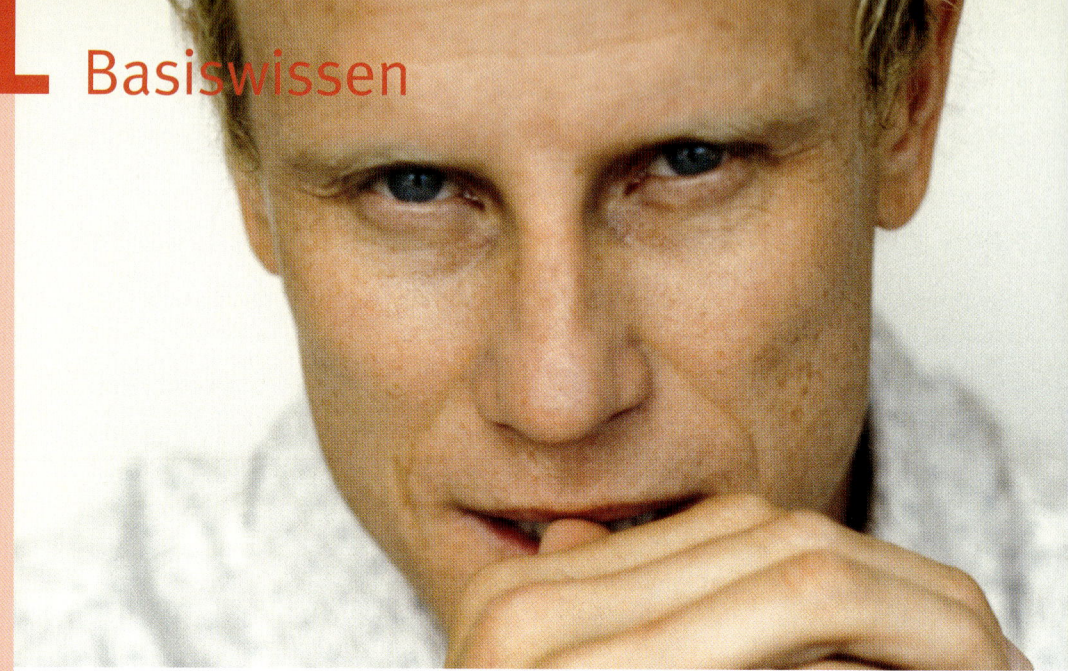

Was passiert im Körper?

Wie wirken Alkohol und Medikamente? Lässt sich aus der körperlichen Wirkung zumindest zu einem Teil verstehen, weshalb Menschen im ungünstigen Fall Arbeit, Familie, Gesundheit, Selbstachtung und ihre eigene Persönlichkeit verlieren können und der Drang zum Suchtmittel ungebrochen bleibt? Was hat es mit dem Belohnungssystem des Gehirns auf sich? Was ist ein Suchtgedächtnis? Welche weiteren Auswirkungen haben Alkohol und suchterzeugende Medikamente? Diesen Fragen gehen wir in den folgenden Abschnitten nach.

Alkohol schädigt die Zellen

Alkohol entsteht in der Natur auch ohne menschlichen Einfluss. Süße Früchte, die vom Baum gefallen sind, beginnen zu gären. Wahrscheinlich ist der Mensch in der Frühzeit zufällig auf die Wirkung des Alkohols gestoßen.

Spätestens mit der Entstehung der Landwirtschaft (zwischen 10 000 und 5 000 v. Chr.) wurden wohl gezielt alkoholische Getränke hergestellt. Diese dienten als Nahrungs- und Rauschmittel zugleich. In der Regel werden alkoholische Getränke nicht nur wegen ihres Geschmacks, sondern auch wegen ihrer Wirkung getrunken. Diese wiederum ist von der aufgenommenen Menge abhängig, wobei einzelne Menschen unterschiedlich viel vertragen und auch unterschiedlich darauf reagieren können.

Für den Gesamtorganismus ist Alkohol ein Gift, das die Zellen schädigt. Bis zu einem gewissen Ausmaß ist der Körper (hier insbesondere die Leber) fähig, schädliche Wirkungen zu tolerieren bzw. »Giftstoffe« abzubauen. In Abhängigkeit von der Menge und der Gewöhnung eines Menschen an Alkohol wirkt Alkohol in zwei Phasen:

- Geringere Mengen wie zum Beispiel 0,2 l Bier oder 0,1 l Wein wirken anregend.
- Größere Mengen dämpfen das Zentralnervensystem und wirken wie ein Beruhigungsmittel. Subjektiv kann sich die Stimmung verbessern, weil über den beruhigenden Effekt Hemmungen wegfallen.

Die Leber baut Alkohol ab

Ein Teil des Alkohols (ungefähr 5 %) wird unverändert wieder ausgeatmet und trägt damit zur »Fahne« bei. Ungefähr 2 % wird über den Urin ausgeschieden und ungefähr 1 bis 2 % über die Haut ausgeschwitzt. Der Rest von über 90 % des aufgenommenen Alkohols wird von der Leber abgebaut und dann über Lunge und Niere wieder ausgeschieden. Die gesunde Leber baut durchschnittlich zwischen 0,1 ‰ und 0,15 ‰ Blutalkoholkonzentration pro Stunde ab.

Kommt die Leber nach einer Leberschädigung mit dem Abbau der Stoffwechselprodukte des Alkohols nicht mehr ausreichend nach, macht sich dies in einer Erhöhung der »Leberenzyme« bemerkbar: Eine Erhöhung der γ-GT (sprich: »Gamma-GT«, Gamma-Glutamyl-Transferase) deutet auf eine Leberschädigung hin, ebenso eine Erhöhung der sogenannten Transaminasen GOT (Glutamat-Oxalacetat-Transaminase) und GPT (Glutamat-Pyruvat-Transaminase).

Wie lässt sich Alkoholkonsum nachweisen?

Atemtest. Ob Alkohol in der Atemluft ist oder nicht, lässt sich durch »Pusten« in ein Röhrchen feststellen: Die Geräte messen mithilfe eines elektrochemischen Gassensors den Alkoholgehalt in der Ausatemluft. Daraus lassen sich aber keine exakten Rückschlüsse auf die Blutalkoholkonzentration ziehen. Will man diese genau feststellen – zum Beispiel wenn beim Autofahren rechtliche Konsequenzen davon abhängen – muss man zusätzlich eine Blutprobe nehmen.

Blutalkoholkonzentration (BAK). Um den Blutalkoholgehalt festzustellen, muss man eine Blutprobe im Labor untersuchen. Für den Zusammenhang zwischen konsumierter Alkoholmenge und der Blutalkoholkonzentration (BAK) gilt folgende grobe Formel:

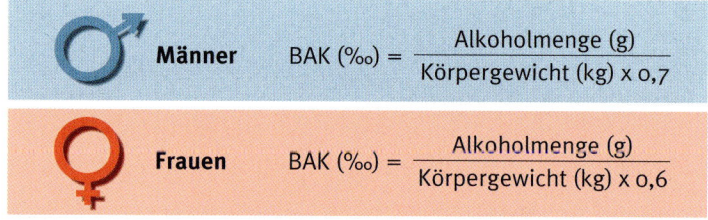

Männer $\quad BAK\ (‰) = \dfrac{\text{Alkoholmenge (g)}}{\text{Körpergewicht (kg) x 0,7}}$

Frauen $\quad BAK\ (‰) = \dfrac{\text{Alkoholmenge (g)}}{\text{Körpergewicht (kg) x 0,6}}$

Nicht nur Alkoholmissbrauch, sondern auch andere Erkrankungen können die Leberenzyme erhöhen.

Erhöhte Leberenzyme. Wir haben oben beschrieben, wie sich die Leberenzyme erhöhen können, wenn die Leber bereits Ausfälle zeigt und überfordert ist. Das muss aber nicht in jedem Fall durch Alkohol verursacht worden sein. Deshalb sind erhöhte Leberenzyme kein zwingender Beweis für einen Alkoholkonsum, weil auch andere Erkrankungen dazu führen können.

Auch wenn der Alkohol schon abgebaut ist, kann man den Konsum noch nachweisen

Kurzzeitmarker EtG. In jüngerer Zeit wurden sogenannte »Marker« entdeckt, die auch nach dem Abbau von Alkohol einen Alkoholkonsum nachweisen können. Zu diesen Markern gehört das Ethylenglucuronid (EtG), das im Urin bis zu einigen Tagen und in den Haaren je nach Haarlänge mehrere Monate nach dem Alkoholkonsum nachgewiesen werden kann. (Bei einem mittleren Haarwachstum von 1 cm pro Monat kann somit bei 10 cm langem Haar ein Konsum nachgewiesen werden, der bis zu 10 Monate zurückliegen kann.) EtG entsteht bereits, wenn jemand nur wenig oder nur einmalig Alkohol getrunken hat. Auch im Blut ist EtG nachweisbar, allerdings nicht so lange wie im Urin.

Langzeitmarker CDT. Als »Langzeitmarker« von mäßigem bis hohem Alkoholkonsum dient Carbohydrate Deficient Transferrin (CDT). CDT ist erhöht nach einem mindestens einwöchigen Alkoholkonsum von 60 g Alkohol pro Tag. Die Werte bleiben ungefähr zwei bis vier Wochen lang erhöht und erlauben auch ungefähr, die konsumierte Alkoholmenge abzuschätzen.

Die entsprechenden Messungen werden mit Einverständnis der Betroffenen angewandt, wenn aus wichtigen Gründen die Abstinenz bewiesen werden muss. Oftmals bedeutet das Wissen, dass ein Konsum nachweisbar ist, für Betroffene eine Unterstützung ihrer Abstinenz.

Suchtmittel verändern die Gehirnfunktionen

Was verändern Suchtmittel in unserem Gehirn? Um zu verstehen, wie sie auf der biologischen Ebene in unser Denken, unsere Gefühlswelt und unser Verhalten eingreifen, schauen wir uns zunächst die Arbeitsweise der Nervenzellen im Gehirn an. Die Suchtmittel wirken nämlich auf die Nervenzellen und die Verbindungen der Nervenzellen ein.

Suchtmittel wirken entweder selbst wie Nervenbotenstoffe oder beeinflussen die Übertragung an der Schaltstelle zwischen den Nervenzellen.

Nervenzellen. Eine ganz wesentliche Eigenschaft der Nervenzellen ist ihre Verbindung zu anderen Nervenzellen und zu den Körperorganen und Sinneszellen. Die Nervenzellen schicken ihre Information als elektrische Impulse über ihre Axone weiter. Die Axone sind gewissermaßen Kabel, an deren Ende die Kontaktstellen, die Synapsen, sind. Wenn die elektrischen Signale über die Axone an der Synapse angekommen sind, bewirkt dies, dass die Nervenzelle Botenstoffe (Neurotransmitter) ausschüttet. Die Neurotransmitter docken an die Rezeptoren der zweiten Nervenzelle an und bewirken dort neue elektrische Impulse.

Neurotransmitter. Natürliche Neurotransmitter sind beispielsweise Adrenalin, Noradrenalin, Serotonin, Dopamin und GABA (Gamma-Aminobuttersäure). Suchtmittel wirken entweder selbst wie Neurotransmitter oder beeinflussen die Übertragung an der Synapse. Dabei gibt es sowohl hemmende als auch aktivierende Einflüsse durch die Suchtmittel auf die Synapse. Wir können also feststellen: Suchtmittel fördern oder hemmen die Übertragung von Nervenimpulsen.

Synapse. Die möglichen Vorgänge an der Synapse sind sehr kompliziert; letztlich geht es jedoch darum, ob die zweite Ner-

Suchtmittel wirken auf die Schaltstellen zwischen Nervenzellen

Wir hatten schon gesagt, dass die Suchtmittel direkt oder indirekt in die Funktion der Synapsen eingreifen:

▪ Sie können die Freisetzung von Neurotransmittern (z. B. Dopamin, GABA) fördern oder hemmen.
▪ Sie können die Andockstellen (Rezeptoren) der zweiten Nervenzellen blockieren und somit unempfindlich für den Neurotransmitter machen.
▪ Oder sie hemmen den Abbau des Neurotransmitters, sodass er länger wirksam ist.

venzelle ebenfalls einen elektrischen Impuls weiterleitet oder nicht. Zwei wichtige Prinzipien, die an dieser Kontaktstelle zum Tragen kommen können, sind hemmende und aktivierende Einflüsse: Eine Hemmung führt dazu, dass die zweite Nervenzelle eher keinen Impuls weiterleitet, bei einer Aktivierung wird die Impulsweiterleitung wahrscheinlicher. Wird die zweite Nervenzelle ausreichend aktiviert, leitet sie einen elektrischen Impuls weiter, der dann wiederum zu weiteren Nervenzellen oder einem Organ, wie zum Beispiel einer Muskelfaser, gesendet wird.

Special: Wie wirken Suchtmittel im Gehirn?

Alkohol und Benzodiazepine beeinflussen das GABA-System. Alkohol und Benzodiazepine aktivieren vorrangig Synapsen, die mit dem Neurotransmitter GABA arbeiten. Dieser Neurotransmitter ist überwiegend hemmend. So erklärt sich, dass beide Substanzen auf das Zentralnervensystem eine hemmende Wirkung ausüben: Bei einer Vergiftung mit Alkohol oder Benzodiazepinen wird sogar das Atemzentrum gehemmt, sodass Betroffene dann an einer Atemlähmung versterben können. In geringeren Dosierungen werden Denken und Bewegungsabläufe gehemmt.

Alkohol aktiviert zusätzlich das Dopaminsystem. Ein zweiter wichtiger Neurotransmitter, der bei der Sucht eine große Rolle spielt, ist das Dopamin. Dieses wird gelegentlich auch als »Glückshormon« bezeichnet, weil es bei dem Empfinden von Glück, Genuss und Begehren beteiligt ist. Außerdem spielt Dopamin bei Lernvorgängen und damit bei der Entstehung des Suchtgedächtnisses eine wichtige Rolle (siehe S. 61 ff.).

Alkohol hat auch Einfluss auf die Endorphine. Eine dritte Neurotransmittergruppe ist für die als angenehm erlebte Wirkung von Alkohol wichtig: Die körpereigenen Opiate, die sogenannten Endorphine. Diese Substanzen werden durch Alkohol vermehrt freigesetzt und führen zu Entspannung, Schmerzreduktion und Lösung von Ängsten und Hemmungen.

Alkohol und Benzodiazepine wirken auf unser »Belohnungssystem«

In unserem Gehirn gibt es Bereiche, die bei der Bewertung unseres Erlebens eine entscheidende Rolle spielen. Es handelt sich um Teile des Zwischenhirns, um das sogenannte limbische System. Hier sitzt auch das »Belohnungssystem«, das Nahrungsaufnahme, Sexualität und viele andere Aktivitäten steuert und den nötigen Antrieb erzeugt, uns also Lust darauf macht. Lust und Genuss gehen meist mit der Ausschüttung des Neurotransmitters Dopamin einher. Aus diesem Grund wird das Dopamin auch als »Glückshormon« bezeichnet. Allerdings zeigt die neuere Forschung, dass auch diese Zusammenhänge noch viel komplizierter sind, und auch die Lust nicht durch einen einzigen Neurotransmitter vermittelt wird, sondern vielfältige Reaktionen zusammenwirken.

Die meisten Suchtmittel haben eine Wirkung auf das Belohnungssystem und die Freisetzung des Neurotransmitters Dopamin und andere wichtige Neurotransmitter. So führt zum Beispiel Nikotin direkt zu einer erhöhten Ausschüttung von Dopamin und aktiviert dadurch direkt das Belohnungssystem. Auch Alkohol führt indirekt dazu, dass mehr Dopamin wirksam wird. Das heißt, unser Gehirn belohnt uns dafür, wenn wir Alkohol trinken.

Da sowohl Alkohol als auch Beruhigungsmittel wie die Benzodiazepine (z. B. Diazepam) auf das Belohnungssystem wirken, besteht die Gefahr, vom Alkohol auf beruhigende Medikamente umzusteigen oder mit Alkohol die Medikamentenwirkung zu intensivieren.

Was passiert bei der Gewöhnung an das Suchtmittel?

Je häufiger Suchtmittel konsumiert werden, umso mehr »gewöhnen« sich die Synapsen an diese Suchtmittel, sodass sie selbst immer weniger Neurotransmitter produzieren und immer unempfindlicher gegenüber den körpereigenen Neurotransmittern werden. Dies ist ein Aspekt der Gewöhnung und Toleranzentwicklung – allerdings gibt es noch weitere Aspekte. Man kann also sagen: Der Körper passt sich an die höhere Neurotransmittermenge an, indem er selbst weniger produziert und die Rezeptoren unempfindlicher werden. Wird dann das Suchtmittel reduziert oder weggelassen, sind im Körper weniger Neurotransmitter wirksam als im Normalfall. Darauf beruhen im Wesentlichen die Symptome der Entzugserscheinungen und auch des Suchtdrucks (siehe S. 64).

Wie kommt das »Alles-egal-Gefühl« zustande?

Viele Beruhigungsmittel und Alkohol verstärken die hemmende und damit beruhigende Wirkung des Neurotransmitters GABA. Das natürliche Gleichgewicht des Organismus zwischen Erregung und Hemmung wird in Richtung Beruhigung verschoben. Man regt sich nicht mehr so über Dinge auf, die einen sonst berührt hätten. Es entwickelt sich ein gewisses »Wurschtigkeitsgefühl«. Man nimmt Schmerzen, Trauer, Angst, Wut oder Enttäuschung nicht mehr so intensiv wahr; negative Empfindungen lassen sich in diesem gedämpften Zustand besser aushalten. An diesen Zustand gewöhnt sich der Mensch relativ rasch und neigt dazu, diesen durch entsprechende Substanzen aufrechtzuerhalten. Beruhigungsmittel wie die Benzodiazepine wirken angstlösend, beruhigend, schlafanstoßend, muskelentspannend, krampf- und schmerzlösend.

Konsumiert man Alkohol oder die Benzodiazepine regelmäßig, gewöhnt sich das limbische System an diese Situation. Es passt seine natürlichen Funktionen an diese Bedingungen an, verlässt sich gewissermaßen auf die äußere Unterstützung. Da die Suchtmittel die Wirkung von GABA verstärken, produziert das Gehirn selbst nur noch weniger von diesem hemmenden Neurotransmitter und mehr erregende Neurotransmitter.

Wie entstehen Entzugskrampfanfall und Delir?

Aus der Verschiebung des Gleichgewichts zwischen Erregung und Hemmung im Zentralnervensystem erklärt sich die dramatischste und möglicherweise tödliche Nebenwirkung von Alkohol und Medikamenten: der Entzugskrampfanfall und das Delirium tremens (Alkoholentzugsdelir).

Konsumiert jemand nach langer Gewöhnung plötzlich erheblich weniger oder nichts mehr, fehlt die Hemmung des Nervensystems, an das es sich gewöhnt hat. Aktivierende Systeme im Zentralnervensystem gewinnen die Überhand. Es kommt zu einer unkontrollierten Überaktivierung. Diese Überaktivierung wird als Zittern, Schweißausbruch, Angst, Unruhe, Herzrasen bemerkt, die klassischen Entzugssymptome. Die extremste Form zentralnervöser Überaktivierung sind Entzugskrampfanfälle sowie das Delirium tremens.

Wegen dieser Komplikation nach Absetzen von Alkohol oder Benzodiazepinen sollen Betroffene keinesfalls ihren gewohnten Konsum einfach schlagartig beenden, sondern Hilfe in Anspruch nehmen, um ärztlich angeleitet und durch Medikamente begleitet einen körperlichen Entzug (früher oft als Entgiftung bezeichnet) durchzuführen.

Wenn der Blutspiegel des Suchtmittels sinkt, entstehen Entzugssymptome

Die Entzugssymptome veranlassen Betroffene häufig zum erneuten Konsum. So erleben alkoholabhängige Menschen, dass sie morgens aufwachen und bereits unter Entzugssymptomen leiden. Der morgendliche Alkoholkonsum dient dann insbesondere der Vermeidung und Bekämpfung der Entzugssymptome. Auch dieser Mechanismus mündet wieder in einen Teufelskreis: Alkoholkonsum führt zu Entzugssymptomen, diese erfordern erneuten Alkoholkonsum mit daran anschließender Entzugssymptomatik. Diesen Mechanismus erleben insbesondere sogenannte »Spiegeltrinker«: Betroffene halten durch kontinuierlichen Konsum stets eine gewisse Blutalkoholkonzentration aufrecht, um somit das Auftreten von Entzugssymptomen zu vermeiden.

Gebrauchsspuren im Gehirn

Die Erforschung unseres Gehirns und seiner Funktionsweise hat in der jüngeren Vergangenheit große Fortschritte gemacht. Manche Ergebnisse der Hirnforschung helfen uns, einige wichtige Merkmale von Abhängigkeitserkrankungen besser zu verstehen.

Eine neue Erkenntnis ist, dass das Gehirn sich durch den täglichen »Gebrauch« verändert. Dies lässt sich zunächst gut bei den »einfachen« Wahrnehmungen untersuchen, zum Beispiel dem Tastsinn. Schon seit über 100 Jahren ist recht genau bekannt, welche Region der Körperoberfläche an welchem Ort des Gehirns verarbeitet wird. Wir sprechen hier von den »primären Projektionsarealen«, also den Arealen (Orten) auf der Gehirnrinde, die unmittelbar aktiviert werden, sobald die betreffende Körperregion gereizt wird. Wird das primäre Projektionsareal der Hirnrinde für den Tastsinn genau vermessen, erhält man einen »Homunkulus«, also ein Abbild unserer Körperoberfläche auf der Gehirnrinde.

▼ Die Gehirnareale für unsere Hände und unser Gesicht nehmen den größten Raum im sensorischen (Wahrnehmung) und motorischen (Bewegung) Kortex ein.

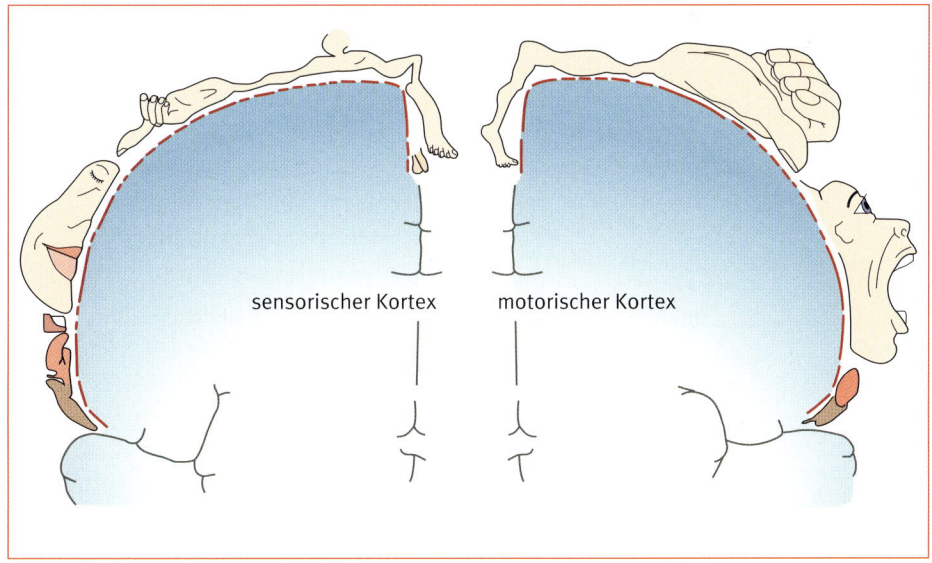

sensorischer Kortex   motorischer Kortex

Wenn wir den Homunkulus mit der wirklichen Körperoberfläche vergleichen, stellen wir große Unterschiede fest: Im Homunkulus sind solche Körperregionen sehr groß, die häufig benutzt werden und eine große Bedeutung im Alltagsleben haben, also bei den meisten Menschen der Mund, die Hände, die Genitalien.

Unser Gehirn verändert sich mit dem Gebrauch

Der Homunkulus ist, wie schon dargestellt, keine neue Erkenntnis der Hirnforschung, sondern schon recht alt. Neu ist jedoch der Nachweis, dass dieser Homunkulus sich durch Gebrauch, Übung und Gewohnheiten ändert. Es wurden Menschen untersucht, die ihren Tastsinn intensiv trainieren. Das sind zum Beispiel Berufsmusiker. Ein Berufsviolinist übt und spielt sein Instrument an den meisten Tagen mehrere Stunden lang. Dieser Violinist trainiert ganz besonders den Tastsinn an den Fingern, die die Saiten der Geige greifen. Nun zeigte sich, dass die Repräsentation dieser Finger im primären Projektionsareal des Tastsinnes bei Geigespielern umso größer war, je länger dieser Geigespieler bereits Geige spielte. Die trainierten Finger wurden im Homunkulus größer: das Gehirn stellte den trainierten Fingern eine größere Kapazität und somit mehr Nervengewebe zur Verfügung.

Info

Plastizität: Unsere Erfahrungen verändern unser Gehirn

Die Tatsache, dass das Gehirn sich durch Erfahrungen und Übung ändert, bezeichnet man als die »Plastizität« des Gehirns. Und diese Plastizität ist das, was in den vergangenen Jahrzehnten für große Überraschung unter den Hirnforschern sorgte. Inzwischen ist diese erfahrungsabhängige oder übungsabhängige Plastizität ein Phänomen, das als wichtiges Prinzip der Funktionsweise unseres Gehirns gesehen wird. Sowohl viele »normale« psychische Vorgänge sind ganz gut über diese Plastizität erklärbar, als auch einige Phänomene von Erkrankungen.

Vereinfacht können wir somit sagen: Das Gehirn spezialisiert sich auf die häufigen und wichtigen Tätigkeiten.

Diese erfahrungsabhängige Veränderung des Gehirns, die Plastizität, ist für den Tastsinn bei Berufsmusikern bewiesen worden. Nach derzeitigem Wissensstand ist es sehr wahrscheinlich, dass auch im Umgang mit Suchtmitteln solche Gebrauchsspuren im Gehirn entstehen, wobei es anders als beim Tastsinn keinen bestimmten Ort im Gehirn gibt, an dem das sogenannte Suchtgedächtnis lokalisiert wäre. Bei der Sucht spielen eben ganz unterschiedliche Sinne, unterschiedliche Gefühle und damit auch ganz unterschiedliche Bereiche des Gehirns eine entscheidende Rolle.

Es gibt keinen bestimmten Ort im Gehirn, an dem das »Suchtgedächtnis« sitzt.

Wie entsteht das Suchtgedächtnis?

Bevor wir diese Frage beantworten, wollen wir uns zunächst anschauen, wie unser Gedächtnis überhaupt funktioniert. In der modernen Gedächtnisforschung werden zwei grundsätzlich unterschiedliche Arten unseres Gedächtnisses voneinander unterschieden, die man als »explizites Gedächtnis« und als »implizites Gedächtnis« bezeichnet.

Das explizite Gedächtnis lässt sich willentlich kontrollieren

Das explizite Gedächtnis beinhaltet all jene Gedächtnisinhalte, für die wir eine Sprache haben. Wir können also unser Wissen »über die Welt« in der Sprache ausdrücken, also all das, was wir an Allgemeinbildung und auch speziellerer Wissensbildung in uns tragen. Auch das »autobiografische Gedächtnis« ist Teil des expliziten Gedächtnisses. Es umfasst all unsere persönlichen Erlebnisse, die wir auch ungefähr einer Zeit zuordnen können. Viele Menschen können sich mehr oder weniger genau an markante Lebensereignisse erinnern, zum Beispiel den Tag der Einschulung, den ersten Kuss und vieles mehr. Dieses Wissen, das wir auch in Form von Sprache abrufen können, ist sehr nahe am Bewusstsein. Wir können es im Regelfall auf Kommando abrufen.

Das implizite Gedächtnis lässt sich nicht bewusst kontrollieren

Das implizite Gedächtnis ist viel weiter weg von unserem Bewusstsein. Im impliziten Gedächtnis sind die Gedächtnisinhalte oft gar nicht sprachlich zugänglich. Einen großen Teil des impliziten Gedächtnisses stellen unsere motorischen Fähigkeiten dar, also unsere Bewegungssteuerung. Die meisten Bewegungen, die wir durchführen, sind weitgehend automatisiert: Wir können gehen, schreiben, schwimmen, Fahrrad fahren und vieles mehr, ohne dass wir die Bewegungsabläufe bewusst steuern müssten. Die automatisierten Abläufe benötigen unser Bewusstsein nicht; wir können parallel zu diesen automatisierten Denk- und Verhaltensweisen anderes tun. Da das implizite Gedächtnis kein Bewusstsein benötigt, kann es durch unser Bewusstsein auch viel weniger kontrolliert werden. Viele Erlebens- und Verhaltensweisen, die bei der Sucht eine große Rolle spielen, gehören in den Bereich des impliziten Gedächtnisses. Sie laufen automatisch ab, benötigen kein Bewusstsein, sind durch das Bewusstsein und den »freien Willen« schlecht zu kontrollieren.

Wie kann man sich das Suchtgedächtnis vorstellen?

Am Beispiel von Herrn K. erläutern wir, wie man sich das Suchtgedächtnis vorstellen kann (siehe Abb.).

»Mich überkommt regelrechter ›Saufdruck‹«

>> Herr K. berichtet: »Wenn ich in eine Kneipe komme, zum Beispiel auch nur um einen Kumpel kurz zu treffen und eigentlich gar nichts trinken will, überkommt mich, wenn ich die anderen da so sitzen und trinken sehe, regelrechter ›Saufdruck‹; ich habe auf einmal ein riesiges Verlangen nach Bier. In dem Moment würde ich alles tun, um eins zu kriegen. Und das Verrückte ist, das passiert sogar, wenn ich nur im Kino oder in einem Fernsehfilm eine Kneipenszene sehe, ich brauche dazu nicht mal selbst in eine Kneipe zu gehen. <<

Wieso ist das so? Bei Herrn K. ist die Kneipensituation mit ihren unterschiedlichen Sinnesreizen, den Geräuschen, dem Geruch, der ganzen Atmosphäre, zu einem Teil seines Suchtgedächt-

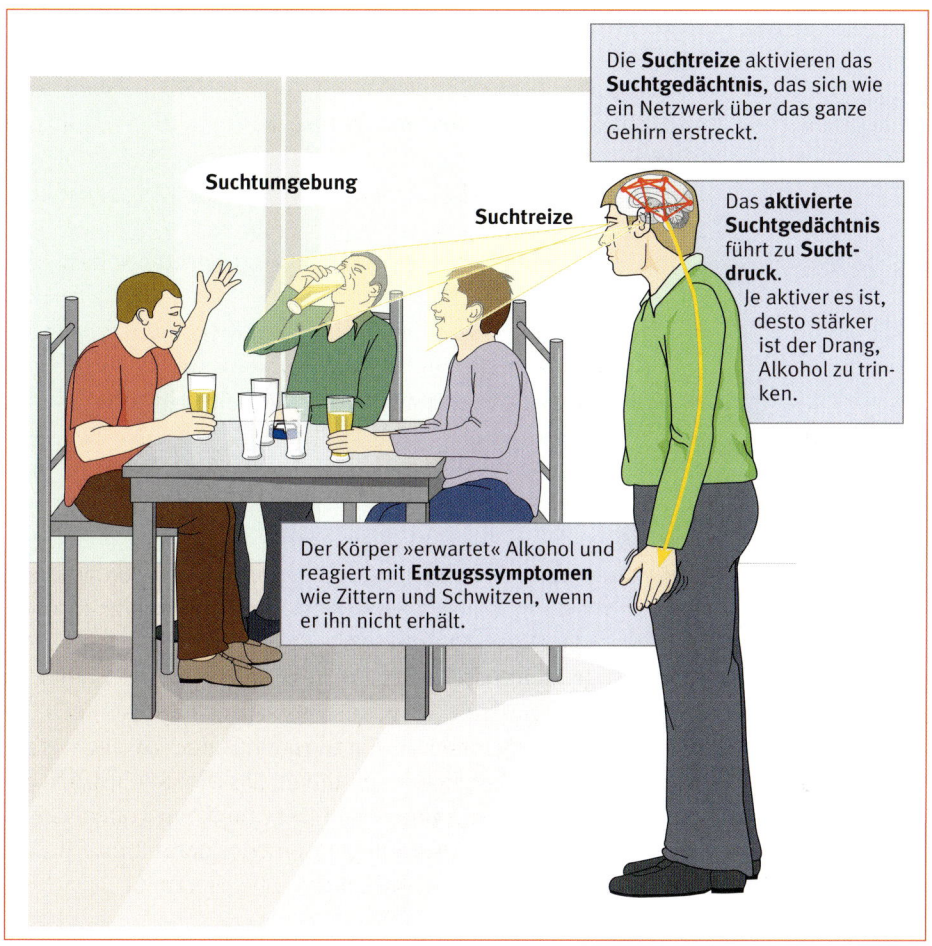

Die **Suchtreize** aktivieren das **Suchtgedächtnis**, das sich wie ein Netzwerk über das ganze Gehirn erstreckt.

Suchtumgebung

Suchtreize

Das **aktivierte Suchtgedächtnis** führt zu **Suchtdruck**. Je aktiver es ist, desto stärker ist der Drang, Alkohol zu trinken.

Der Körper »erwartet« Alkohol und reagiert mit **Entzugssymptomen** wie Zittern und Schwitzen, wenn er ihn nicht erhält.

▲ Begibt man sich als Alkoholabhängiger in seine Suchtumgebung – bei Herrn K. ist das z. B. die Kneipe – wird das Suchtgedächtnis aktiviert und es entsteht Suchtdruck, also das Verlangen nach Alkohol.

nisses geworden. Die Sinnesreize, die ihm Augen und Ohren vermitteln, sind zu Suchtreizen geworden. Sein Körper hat gelernt, in dieser Situation Alkohol zu erhalten. Werden Teile dieses Suchtgedächtnisses aktiviert, wie zum Beispiel durch die Situation in einer Kneipe oder auch nur einer Filmszene, wird damit auch die körperliche Komponente des Suchtgedächtnisses aktiv: Es entstehen biologische Entzugssymptome: Herr K. wird unruhig, schwitzt, zittert. Auf der psychologischen Ebene entsteht unkontrollierbarer Suchtdruck.

Im Gehirn von Herrn K. haben sich folgende Vorgänge zu einem Suchtgedächtnis verbunden:

- Wahrnehmung der Kneipensituation (über das Sehen, Riechen, Schmecken und Hören),
- Steuerung der körperlichen Vorgänge der Entzugssymptome wie Zittern, Schwitzen, Bewegungen,
- Wahrnehmung und Erwartung der Alkoholwirkung.

Wird das Suchtgedächtnis aktiviert, führt das zu Suchtdruck

Gerät man in eine Situation, in der man normalerweise trinkt oder die einen auch nur daran erinnert, kann Suchtdruck entstehen.

Die besonders bedeutsame Eigenschaft eines Suchtgedächtnisses ist: Wird ein Teil des Suchtgedächtnisses aktiviert, so erhöht dies die Wahrscheinlichkeit, dass auch die übrigen Teile des Suchtgedächtnisses aktiv werden. Im Beispiel von Herrn K. bedeutet dies, dass die Kneipenszene in der Lage ist, auch die Alkoholerwartung und die Entzugssymptome zu aktivieren. Auf diese Weise können wir verstehen, dass der Suchtdruck bei vielen Betroffenen besonders dann sehr hoch wird, wenn sie in eine übliche Konsumsituation geraten oder daran nur erinnert werden, z. B. durch eine Filmszene wie bei Herrn K.

Oft ist den Betroffenen gar nicht so ganz bewusst, welche Merkmale den Suchtdruck auslösen oder verstärken. Das ist ein starker Hinweis darauf, dass dem Suchtgedächtnis »implizites Lernen« zugrunde liegt und es sich hier um ein implizites Gedächtnissystem handelt, das sich – wie erwähnt – kaum bewusst kontrollieren lässt.

Auch Gefühle können Teil des Suchtgedächtnisses werden

Im Beispiel von Herrn K. haben wir beschrieben, wie äußere Merkmale, nämlich die Kneipensituation, Teil des Suchtgedächtnisses werden. Oft sind allerdings innere – psychologische – Merkmale der typischen Konsumsituation mindestens ebenso bedeutend: Die Koppelung von Trauer, Wut, Hilflosigkeit, Langeweile, Freude mit dem Konsum des Suchtmittels kann dann dazu führen, dass diese Gefühle und Zustände ebenfalls Teil des Suchtgedächtnisses werden. Fühlt man sich dann später traurig oder langweilt sich, wird das Suchtgedächtnis aktiviert und führt zum Verlangen und zu Entzugssymptomen. Ein erneuter Konsum oder ein Rückfall wird wahrscheinlicher.

Die meisten Menschen, die Suchtmittel konsumieren, haben gewisse Konsumgewohnheiten oder Rituale entwickelt. Solche Gewohnheiten und Rituale sind ebenfalls häufig Teile des Suchtgedächtnisses. Die nachfolgende Tabelle führt einige mögliche Merkmale typischer Konsumsituationen und dazugehörige Beispiele auf:

Typische Merkmale von Konsumsituationen.

örtliche Umgebung	zu Hause, bei der Arbeit, in der Kneipe, am Bahnhof
soziale Umgebung	Alleinsein, Zusammensein mit »Saufkumpeln«, Zusammensein mit Sportkameraden nach dem Training
zeitliche Merkmale	bestimmter Tagesabschnitt, am Wochenende
psychische Merkmale	Langeweile, Frustration, Ärger, Wut, gute Laune, Ausgelassensein, vergessen wollen, Angst, Unruhe

Im Suchtgedächtnis wird auch die Suchtumgebung abgespeichert

Was bedeutet es nun für den Körper, wenn sich solche Konsumrituale entwickeln? Der Körper lernt, in diesen Situationen – der speziellen Suchtumgebung – seinen »Stoff« zu erhalten.

Er verknüpft die Merkmale der Situation mit der Wirkung des Suchtmittels. Ein »Suchtgedächtnis« bildet sich, die Suchtumgebung wird Teil des Suchtgedächtnisses.

ÜBUNG

Wie sehen Ihre Trinkgewohnheiten und Rituale aus?

Wir laden Sie an dieser Stelle ein, die typischen Merkmale Ihrer eigenen Konsumsituationen nach diesem Muster zu beschreiben. Es ist durchaus möglich, dass Sie mehrere typische Situationen kennen, in denen Sie zur Flasche greifen oder den Drang dazu verspüren, und deshalb mehrere typische Konsumsituationen beschreiben können.

Es kann auch sein, dass ein Merkmal weitgehend ähnlich bleibt, während sich andere Merkmale von Situation zu Situation ändern. Je ausführlicher und genauer Sie diese Bestandsaufnahme machen, desto besser. Nur so sind Sie in der Lage, typische Konsumsituationen gezielt zu vermeiden.

Viele Betroffene machen die Erfahrung, dass sie in den Situationen, die an den Konsum gekoppelt sind, besonders leicht Entzugssymptome und Suchtdruck spüren. Das lässt sich in Experimenten auch anhand einiger körperlicher Funktionen messen: Die Haut ist in solchen Situationen eher feucht, das Herz schlägt schneller, der Mund ist trockener. Der Lernvorgang, der die Suchtumgebung an den Konsum koppelt, ist ein typisches Beispiel impliziten Lernens: der gelernte Zusammenhang muss den Betroffenen gar nicht unbedingt bewusst sein. Umgekehrt führt das bewusste Wissen um diesen Zusammenhang, die »Erkenntnis«, nicht dazu, dass willentlich der Suchtdruck beeinflusst werden könnte.

Gegen den Suchtdruck selbst ist man machtlos. Also muss man zunächst alles tun, um ihn zu vermeiden.

Wie entsteht Suchtdruck?

Suchtdruck ist für viele Betroffene ein entscheidender Auslöser von Rückfällen. Im letzten Abschnitt haben wir beschrieben, dass Suchtdruck durch innere und äußere Merkmale, die Suchtumgebung, ausgelöst werden kann. Suchtdruck ist somit das Ergebnis eines Lernprozesses: Der Körper hat gelernt, in bestimmten Situationen seinen »Stoff« zu erhalten. Und er stellt sich darauf ein, entwickelt gewissermaßen eine Erwartung.

Wird die Erwartung aktiviert und stellt sich der Körper auf das Suchtmittel ein, ohne es anschließend zu erhalten, fehlt dem Körper die erwartete biologische Wirkung: Es treten körperliche Entzugssymptome auf, die in den meisten Fällen der Wirkung des Suchtmittels entgegengerichtet sind.

Nach diesem Verständnis entsteht Suchtdruck umso intensiver, je häufiger der Körper die Koppelung von Konsum und bestimmten Situationen – inneren wie äußeren – gelernt hat. Suchtdruck ist somit ein Verlangen, das von körperlichen Prozessen ausgeht. Das bedeutet, dass man gegen den Suchtdruck selbst tatsächlich machtlos ist. Man kann nichts gegen ihn tun. Aber man kann schlauer sein als er und wie beschrieben herausfinden, wann er ausgelöst wird, und diese Suchtumgebung (Orte, Situationen usw.) zunächst meiden. Ein weiterer wichtiger Schritt ist, Neues auszuprobieren und positive Erfahrungen zu machen, um das Suchtgedächtnis Stück für Stück »zu überschreiben«. Darum wird es im nächsten Kapitel gehen.

Tipp

Die Suchtumgebung vermeiden

Einige abhängige Menschen berichten, dass sie in der Suchtumgebung gar nicht mehr klar denken können, dass ein unbeherrschbares Verlangen und eine Gier nach dem Suchtmittel entstehen und sie erleben, dass der Körper mit aller Macht nach dem Suchtmittel verlangt. Deshalb vermeiden viele Betroffene, die ihren Konsum reduzieren oder einstellen wollen, die alte Suchtumgebung ganz gezielt.

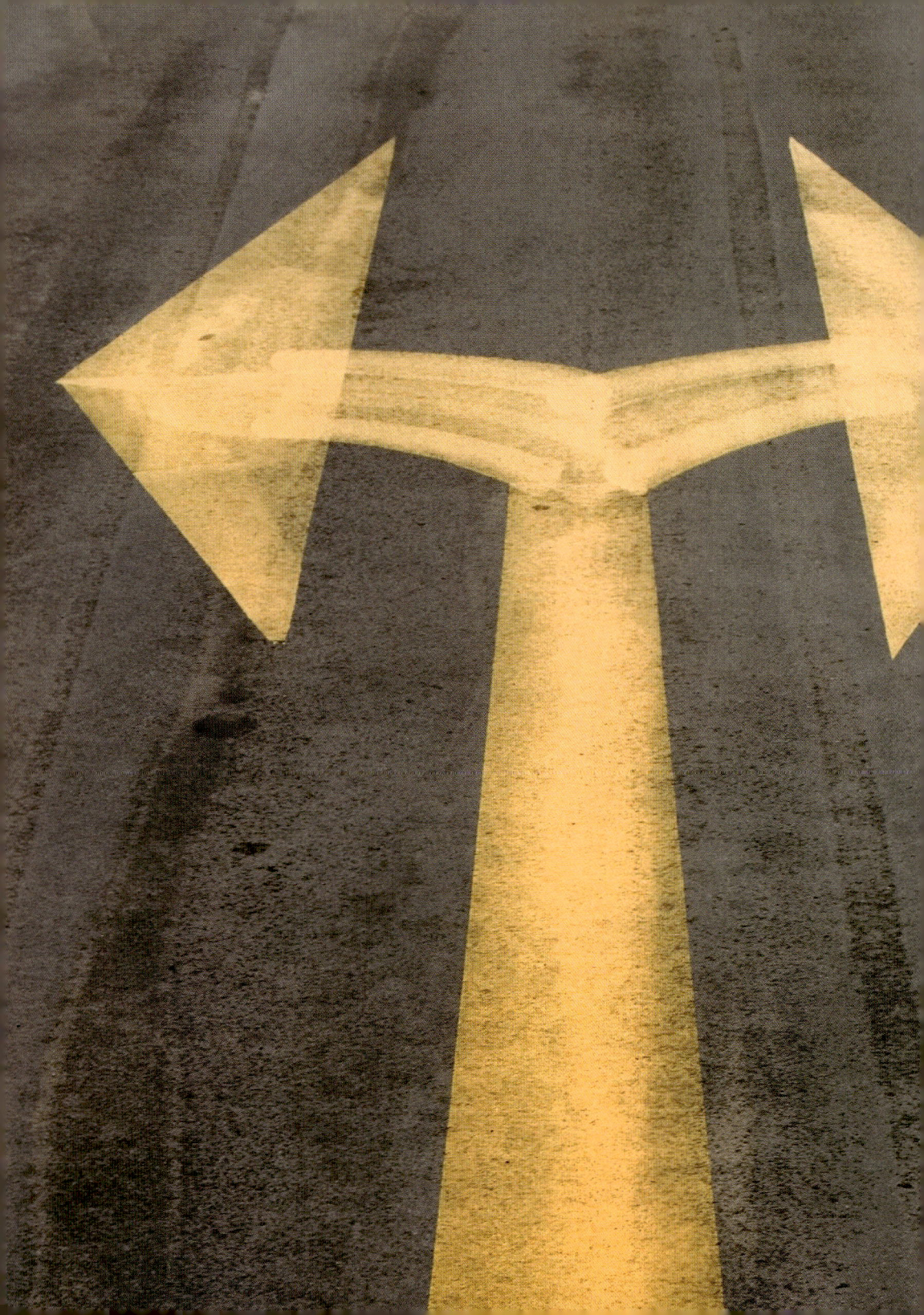

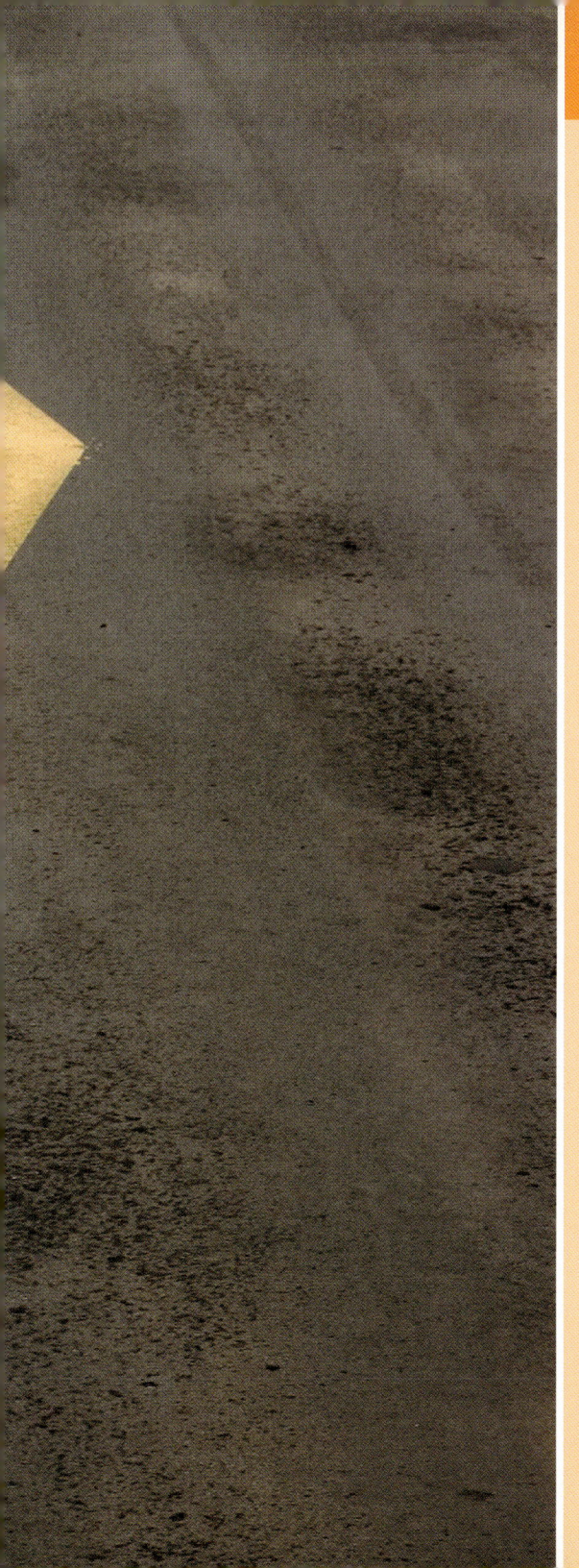

Wege aus der Sucht

Wo stehe ich gerade? Wie könnten meine ersten Schritte zur Überwindung der Sucht aussehen? Wer oder was hilft mir dabei? Wie geht es dann weiter? Was sollte ich bei einem Rückfall machen? Was können Angehörige tun? Um diese Fragen wird es jetzt gehen.

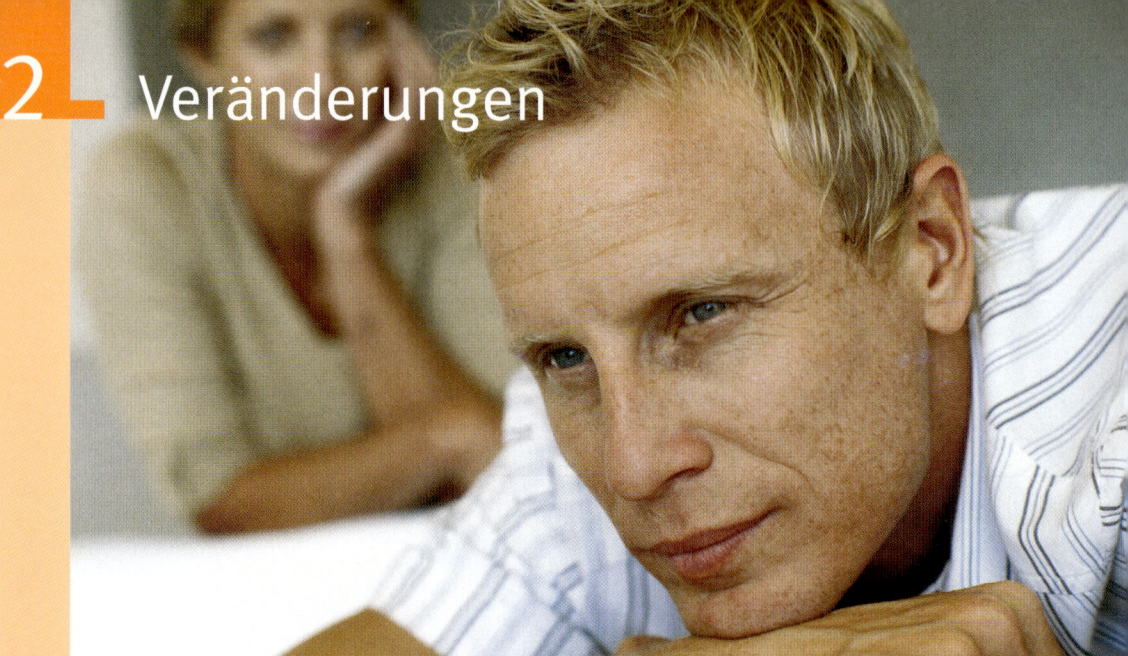

Wie soll das gehen?

Der Wille zur Veränderung ist der erste Schritt in die richtige Richtung.

Wie wir in dem ersten Teil dieses Buches geschildert haben, tragen viele Faktoren zur Entstehung und Aufrechterhaltung einer Suchterkrankung bei. Gerade weil es sich um eine recht komplexe Erkrankung handelt, ist für viele Betroffene der »Ausstieg« überhaupt nicht einfach. Es ist eben eine falsche Laienvorstellung, dass die Veränderung des Konsumverhaltens nur eine Frage des Willens und somit des Wollens und überhaupt die Sucht ein Zeichen eines schwachen Charakters ist. Richtig ist: Ohne das Wollen gibt es im Normalfall keine Änderung des Suchtmittelkonsums. Also: Der Wille zur Veränderung ist eine notwendige, aber eben leider oft nicht ausreichende Voraussetzung für eine Veränderung.

Es ist ein Weg des Wachsens und Reifens

Für uns ist es immer eine besondere Herausforderung und auch große Freude, betroffene Menschen auf ihrem Weg aus der Sucht begleiten zu dürfen, auch wenn dieser Weg oft nicht gerade und bequem ist. Ein gelingender Weg aus der Sucht ist immer ein Weg des Wachstums. Wer sich von den Automatismen der Sucht trennen möchte, sein eigenes bisheriges Denken, Fühlen und Verhalten durchleuchtet und hinterfragt, neue Umgangsformen mit sich selbst und anderen entwickelt, durchläuft persönliche Reifungsphasen. Eine gelingende Therapie einer Abhängigkeitserkrankung ist immer ein Anstoßen von Wachstums- und Reifungsprozessen. Diese Reifung wird häufig von den Betroffenen selbst und auch von ihrer Umgebung positiv wahrgenommen. Es ist schön, Entwicklung quasi im Zeitraffer erleben zu dürfen. Dass die Entwicklung weg vom

Was haben Schwierigkeiten mit Glück zu tun?

Über die wichtigen Themen »Glück« und »gelingende und befriedigende Lebensgestaltung« wird zurzeit viel geschrieben und nachgedacht. Natürlich ist es schwierig, Glück zu definieren. Interessanterweise scheint sich ein Lottogewinn langfristig nicht positiv auf das Glückserleben und die Lebenszufriedenheit auszuwirken.

Übereinstimmend beschreiben die »Glücksforscher«, dass eine wichtige Bedingung für die Wahrnehmung von Glück die Bewältigung von Schwierigkeiten und das Erreichen von Zielen ist: Menschen, die Schwierigkeiten überwunden und Ziele erreicht haben, sind innerlich gewachsen und gereift, gehen oftmals gestärkt aus diesen Schwierigkeiten hervor, haben genauere Vorstellungen von wichtigen Lebensthemen und empfinden das Leben als lohnenswerter.

Also, wer Schwierigkeiten überwindet, wer Ziele erreicht, wer erlebt, dass sich Anstrengung gelohnt hat, empfindet mehr Glück, empfindet sein Leben als wertvoller.

Wer ohne eigene Anstrengung, ohne eigenes Zutun Erfolge hat, wächst daran meist weit weniger, gewinnt kaum an Lebensqualität. Unser Fazit: Das Glück und das Gefühl eines befriedigenden und gelingenden Lebens müssen erarbeitet werden!

süchtigen Verhalten anstrengend ist, neue und unbequeme Fragen aufwirft, Betroffene überfordern mag, bietet eine Chance. Diese Chance hat mit den Bedingungen von Lebensglück und gelingender Lebensgestaltung zu tun.

Die erarbeiteten Erfolge erfüllen einen mit Zufriedenheit

Eine Suchterkrankung zu bekämpfen und zu überwinden, lässt einen Menschen wachsen und reifen.

Unsere Erfahrung mit vielen unserer Patienten, die sich auf den Weg aus der Sucht gemacht haben, bestätigen den Zusammenhang zwischen Anstrengung und Glück. Eine Suchterkrankung zu bekämpfen, ist schwierig, fordert »den ganzen Menschen«, fördert Wachstum und Reifung und führt zu psychischer Stärke. Diese Stärke wird von den Betroffenen selbst sowie von den Menschen um sie herum in aller Regel als wohltuend, positiv und hilfreich wahrgenommen.

Wir gehen sogar noch einen Schritt weiter: Menschen, die eine Suchterkrankung »anpacken« und wesentliche stärkende Veränderungen erreichen, sind in vielen Lebensbereichen gereift und somit oft »lebenstüchtiger« als »normale« Menschen, die eben keine Suchterkrankung überwinden mussten. Uns erfüllt diese Erfahrung mit großer Freude und Hoffnung, und wir wünschen diese Erfahrungen möglichst vielen Betroffenen und deren Angehörigen!

Wann entscheidet sich jemand zur Veränderung?

In den folgenden Abschnitten wollen wir uns mit der Frage beschäftigen, was beitragen kann, um den Wunsch nach Veränderung zu stärken: Wie lässt sich die Veränderungsmotivation herstellen und vergrößern, was weckt in Menschen die Hoffnung auf ein selbstbestimmteres Leben?

Im praktischen Umgang mit suchtkranken Menschen und auch in der Forschung hat sich gezeigt, dass Entscheidungsprozesse stark vom Ausgangspunkt abhängig sind, also davon, »wo jemand steht«. In diesem Zusammenhang hat es sich bewährt, die konkreten »Stadien der Veränderungsmotivation« zu kennen und für sich selbst Klarheit über die Frage »wo stehe ich?« zu erlangen. Je nach dem aktuellen Stadium sind unterschiedliche weitere Fragen und konkrete Schritte angebracht. Bevor wir diese fünf Phasen genauer erläutern, laden wir Sie dazu ein, für sich selbst (oder auch für jemanden anderen) zu beurteilen, in welcher Phase Sie sich befinden (siehe S. 75). Wir werden dann darauf eingehen, welche weiteren Schritte hilfreich sind, um das nächste Stadium der Veränderungsmotivation zu erreichen und konkrete Änderungsschritte auszuprobieren.

Einmal süchtig – immer süchtig?

Eine Suchterkrankung geht damit einher, dass sich im Gehirn ein »Suchtgedächtnis« bildet (siehe S. 59). Dieses Gedächtnis kann verändert und abgeschwächt, aber nicht gänzlich gelöscht werden. Ein einmal vorhandenes Gedächtnis kann ganz schnell wieder aktiviert werden. So können die meisten Menschen auch nach Jahren oder Jahrzehnten Unterbrechung auf Anhieb wieder schwimmen, Rad fahren und Ähnliches. Für die Sucht bedeutet das, dass lebenslang eine Gefahr besteht, in alte Erlebens- und Verhaltensweisen zu geraten. Aus diesem Grund sagen wir, dass eine Abhängigkeitserkrankung niemals gänzlich überwunden werden kann – sie besteht ein Leben lang. Deshalb sprechen viele ja vom »trockenen Alkoholismus«: Dieser Begriff drückt aus, dass jemand aktuell nicht konsumiert, also trocken ist. Die Alkoholerkrankung besteht jedoch weiter.

Allerdings gibt es einen Trost: Je länger die Abstinenz (oder bei Menschen, die nicht abhängig sind: der kontrollierte Konsum) andauert, umso größer ist die Chance, nicht wieder in alte Konsummuster zu geraten.

Wenn also auch im folgenden Text gelegentlich die Rede davon ist, dass jemand eine Sucht »überwunden« hat, ist damit nicht gemeint, dass jemand für immer geheilt ist, sondern das Stadium der Aufrechterhaltung – also des Lebens ohne Suchtmittel – erreicht hat.

Man muss nicht erst »in der Gosse liegen«!

Früher wurde oft behauptet, dass ein Ausstieg aus der Abhängigkeit prinzipiell erst bei dem Erleben eines persönlichen Tiefpunktes möglich sei. Nach dieser Haltung hätte Herr B. demzufolge seinen Tiefpunkt noch nicht erreicht. In einem späteren, desolateren Zustand, so dachte man, wäre die Möglichkeit, erfolgreich Veränderungen herbeiführen zu wollen, größer. Dieser Annahme liegt die einfache Überlegung zugrunde: Erst wer »in der Gosse liegt«, spürt, dass es so nun wirklich nicht mehr weitergehen kann. Wir wissen heute, dass diese Annahme ein Irrtum war. Verhaltensänderungen bis hin zur anhaltenden Abstinenz sind nicht vom Erleben eines Tiefpunktes abhängig, sondern können zu jedem Zeitpunkt einer Abhängigkeitsentwicklung erfolgreich sein.

Es ist immer der richtige Zeitpunkt für eine Verhaltensänderung

Nicht nur Menschen, die wegen ihrer Sucht am absoluten Tiefpunkt angekommen sind, können ihren Umgang mit dem Suchtmittel ändern. Die professionellen Helfenden machen es sich zu leicht, wenn sie glauben, dass erst ein Tiefpunkt erreicht werden muss, bevor sich jemand zur Änderung entscheidet. Wir wissen heute: Änderungen sind immer möglich und im Prinzip umso leichter erreichbar, je weniger automatisierte Erlebens- und Verhaltensweisen sich entwickelt haben, je geringer das Suchtgedächtnis ausgeprägt ist.

Test: Wo stehen Sie gerade?

Die folgenden Fragen sollen Ihnen helfen, festzustellen, in welchem Stadium sich Ihre eigene Veränderungsmotivation befindet. Wir laden Sie deshalb ein, sich mit den fünf Feststellungen zu befassen und die Feststellung zu markieren, die für Sie zutrifft. Das mit dieser Feststellung zusammenhängende Stadium der Veränderungsmotivation könnte dann der Ausgangspunkt Ihrer weiteren Beschäftigung mit Ihren möglichen Veränderungen sein.

Nr.	Feststellung	Bestätigung?	Stadium der Veränderungsmotivation
1	Ich konsumiere regelmäßig einen Suchtstoff, habe aber kein Bedürfnis, etwas daran zu ändern.	→	Absichtslosigkeit
2	Ich habe schon darüber nachgedacht, irgendwann in meinem Konsumverhalten etwas zu ändern, habe aber noch nicht damit begonnen.	→	Absichtsbildung
3	Ich habe schon den konkreten Entschluss gefasst, in den nächsten Wochen mit einer Veränderung zu beginnen.	→	Vorbereitung
4	Ich habe bereits begonnen, in meinem Konsumverhalten etwas zu ändern.	→	Handlung
5	Ich habe meinen Konsum bereits reduziert oder eingestellt.	→	Aufrechterhaltung

Aus diesen Feststellungen und der Bezeichnung des jeweiligen Stadiums der Veränderungsmotivation können Sie wahrscheinlich schon einige wichtige Erkenntnisse ableiten. Die vielleicht wichtigste Erkenntnis könnte sein: Jedes Stufe erfordert eine bestimmte Beschäftigung und stellt eine eigenständige Herausforderung dar. Die folgenden Abschnitte beziehen sich auf diese fünf Stufen. Sie können dabei die bei Ihnen nicht zutreffenden Stadien einfach überspringen, können aber auch bei den für Sie nicht zutreffenden Feststellungen einfach nachforschen, ob die dargestellten Zusammenhänge auch bei Ihnen gültig sind.

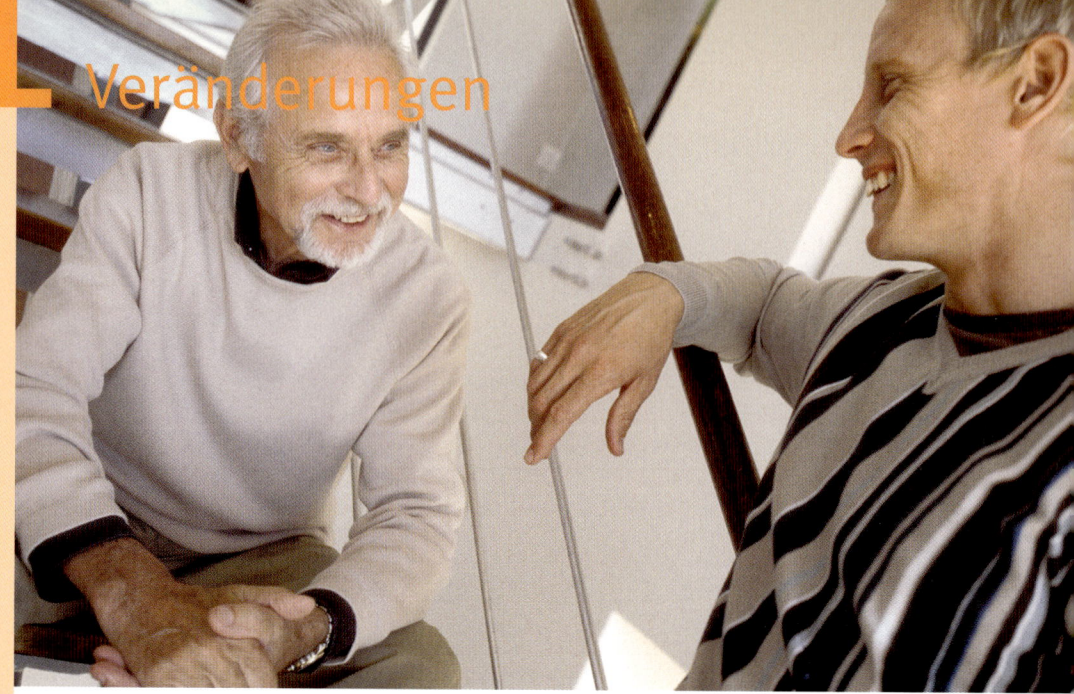

Die fünf Stufen zur Abstinenz

Man kann sich die fünf Stadien wie die Stufen einer Treppe vorstellen: Man muss sie Stufe für Stufe erklimmen, um schließlich oben – beim abstinenten Leben – anzukommen. Und noch etwas wird deutlich: Man kann jederzeit einen Schritt zurück machen und landet dann wieder bei der vorherigen Phase oder man fällt ganz herunter und landet wieder auf dem Boden – wenn man in sein altes Konsummuster zurückgefallen ist: Dann befindet man sich wieder bei Start – im Stadium der Absichtslosigkeit.

Im englischen Sprachgebrauch werden diese zwei Formen des Rückschritts bzw. Rückfalls griffig benannt:

▌ Lapse – Ausrutscher: Ein »Lapse« bezeichnet einen Ausrutscher. Betroffene haben bereits eine Verhaltensänderung erreicht, es ist jedoch zu einem Rückfall gekommen, der aber schnell wieder beendet wird. Betroffene rutschen nicht wieder in die alten problematischen Konsummuster zurück. Das wäre mit einem Rückschritt auf der Treppe vergleichbar.

▌ Relapse – Rückfall: Ein »Relapse« ist dagegen ein Rückfall, in dem Betroffene wieder in die alten Konsummuster geraten und diese infolge des erlebten Kontrollverlustes nicht mehr leicht verlassen können. Bildlich gesprochen fallen sie also von der Treppe herunter und müssen wieder ganz unten anfangen.

Bei einem regulären Rückfall im Sinne eines »Relapse« gilt in aller Regel: »Zurück an den Start!« Betroffene sind dann ja wieder beim unkontrollierten Konsum angelangt. Sie stehen auf der Stufe der Absichtslosigkeit: Sie müssen sich damit auseinandersetzen, ob sie sich wieder auf den Weg machen wollen, etwas an ihrem Konsummuster zu verändern.

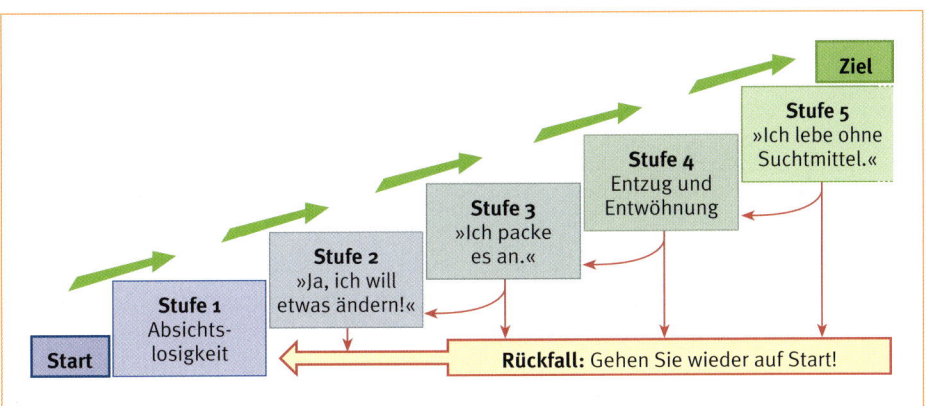

▲ Fünf-Stufen-Modell: Die Motivationstreppe muss Schritt für Schritt erklommen werden. Ohne Suchtmittel zu leben, ist das Ziel.

Stufe 1 – Absichtslosigkeit: Gehen Sie auf Start

Dieses Stadium zeichnet sich dadurch aus, dass Betroffene an ihrem Konsum gar nichts ändern wollen, oft auch deshalb, weil sie gar nicht glauben, ein Problem zu haben. Wir sind immer wieder überrascht, wie stark die psychologischen Abwehrmechanismen sein können, wie das Beispiel von Herrn B. zeigt.

»Ich habe kein Alkoholproblem!«

Der 48-jährige verheiratete und selbstständige Diplom-Ingenieur, Herr B., begibt sich wegen häufiger Schmerzzustände in Behandlung. Bei der Aufnahmeuntersuchung zeigen sich unter anderem leicht erhöhte Leberwerte. Auf die Frage nach seinem Alkoholkonsum antwortet er: »Ich trinke nach der Arbeit schon ein Bier.« Auf weitere Nachfragen sagte er dann: »Naja, es können auch mal zwei oder drei sein. Eigentlich trinke ich jeden Abend. Darüber habe ich mir noch nie Gedanken gemacht. Das ist doch ganz normal. Ich bin nie betrunken. Ich trinke einfach etwas zum Feierabend.« Im weiteren Verlauf der Aufnahmeuntersuchung wird er ungehalten über die Fragen nach seinem Alkoholkonsum: »Ich habe kein Alkoholproblem. Was soll denn diese dauernde Fragerei? Was können Sie denn jetzt gegen meine Schmerzen tun?« Es war deutlich, dass er sich auf die Thematik »Alkohol« nicht einlassen und die mögliche Problematik seines Konsumverhaltens nicht an sich heranlassen wollte. «

In unserer ärztlichen und psychotherapeutischen Praxis erleben wir sehr häufig, dass Betroffene ganz offensichtlich einen problematischen Konsum praktizieren. Gleichzeitig scheinen sie gar kein Problembewusstsein für diesen problematischen Konsum zu haben. Später, zum Beispiel im Rahmen einer Therapie, wundern sie sich dann häufig über diese offensichtliche Verdrängung und sind denjenigen dankbar, die sie regelrecht zwingen, das Problem und vielleicht sogar die Krankheit zu erkennen.

Fehlende Krankheitseinsicht

Die fehlende Krankheitseinsicht und die Bagatellisierung können wichtige Merkmale dieser Stufe, also der Phase der Absichtslosigkeit sein. Betroffene haben demnach auch deshalb keinen Änderungswunsch, weil sie die Problematik ihres Konsums und dessen Gefährlichkeit nicht erkennen.

Was wünschen Sie sich für Ihre Zukunft?

Wer trotz seines Konsums kein Bedürfnis hat, etwas am Suchtmittelkonsum zu ändern, ist eingeladen, die beiden folgenden Gedankenexperimente anzustellen. Für beide Experimente ist es hilfreich, sich für die kommenden Tage einmal ungefähr eine Stunde Zeit zu nehmen und schriftlich einige Notizen zu machen.

ÜBUNG

Gedankenexperiment 1: Wie soll mein Alltag in fünf Jahren aussehen?

Stellen Sie sich in Gedanken so detailliert wie möglich vor, wie Sie einen ganz normalen Werktag in fünf Jahren verbringen wollen. Diese Vorstellungen sollen allerdings in Ihr Leben passen, sie sollen keine bloßen Wünsche sein, sondern realistische Ziele für Ihre persönliche Lebensgestaltung darstellen.

▪ Wann, in welcher Umgebung, mit welchem oder welchen Menschen in der Nähe, wollen Sie aufwachen?

▪ Wann wollen Sie Ihre Wohnung oder Ihr Haus verlassen?

▪ Welchen Beschäftigungen wollen Sie nachgehen, mit welchen Menschen in Kontakt stehen?

▪ Wie wollen Sie Ihre Freizeit gestalten, wie und mit wem den Abend verbringen, was wollen Sie essen und trinken?

▪ Mit welchen Gedanken und Gefühlen wollen Sie sich hauptsächlich beschäftigen? Was sind die ernsten und was sind die fröhlichen Themen, mit denen Sie sich auseinandersetzen wollen?

Wir wiederholen unsere Einladung: Setzen Sie sich mit dieser Anregung einmal ganz ernsthaft auseinander, schreiben Sie wichtige Punkte auf, werden Sie sich klar darüber, was Ihnen für die Gestaltung des Alltags wichtig ist. Wenn Ihnen das gelungen ist, können Sie das Gedankenexperiment wiederholen und einen Feiertag oder Urlaubstag, ebenfalls in fünf Jahren, detailliert planen.

Was ist der Sinn dieses Gedankenexperiments? Das Experiment möchte ermutigen, die eigene Entwicklung zu beeinflussen, die Zukunft ein Stück weit zu gestalten, bewusst zu machen, was zu ändern ist, um ein Ziel zu erreichen. Das Gedankenexperiment richtet sich gegen ein passives Hinnehmen der Zukunft, es soll Mut machen zur aktiven Einflussnahme.

Welche Erfahrung haben Sie mit diesem Experiment gemacht?

Wünschen Sie sich die Alltage in fünf Jahren ganz ähnlich wie Ihre Gegenwart? Wünschen Sie sich andere Abläufe, Inhalte, Menschen, Gedanken und Gefühle? Wenn Sie sich anderes wünschen, dann wiederum wartet die nächste Herausforderung auf Sie. Dann können Sie sich Gedanken darüber machen, was Sie bisher daran gehindert hat, Ihre Wünsche umzusetzen. Und – noch wichtiger: Was Sie (auch wieder ganz konkret) tun können, um dem näher zu kommen, was Sie sich wünschen und konkret ausgemalt haben.

Wenn Sie sich eine Zukunft mit weniger oder ohne Suchtmittel wünschen, heißt das, dass Sie nach Ihrer eigenen Einschätzung zurzeit zu viel konsumieren!

Auf den Gebrauch von Suchtmitteln bezogen, heißt das auch ganz konkret: Wünschen Sie sich in fünf Jahren an den normalen (Arbeits-)Tagen und an den freien Tagen einen ähnlichen Umgang mit Suchtmitteln, oder wünschen Sie sich einen anderen Umgang, einen reduzierten oder gar keinen Konsum? Wenn Ihnen in der Wunschzukunft eine Alltagsgestaltung mit weniger oder keinen Suchtmitteln wichtig wird, dann wird daraus deutlich, dass Sie derzeit zu viel konsumieren, dass Sie selbst glauben, dass Ihnen ein geringerer oder kein Konsum gut tun würde, dass Ihr derzeitiger Konsum nicht Ihrer Wunschzukunft entspricht.

Welche persönlichen Gründe haben Sie für Ihren Konsum?

Das auf der nächsten Seite folgende Gedankenexperiment ist unabhängig vom ersten Gedankenexperiment und lädt Sie ein, sich über Vor- und Nachteile Ihres derzeitigen Konsumverhaltens Gedanken zu machen.

Welche Schlüsse kann man ziehen?

Lassen Sie diese beiden Gedankenexperimente auf sich wirken. Wenn Ihre Wunschzukunft sich nicht wesentlich von Ihrer aktuellen Lebensgestaltung unterscheidet und für Sie die Vorteile des Konsums gegenüber den Nachteilen kurz- und langfristig überwiegen, dann haben Sie ganz offensichtlich keinen Grund, Ihr Konsumverhalten zu ändern. Vielleicht gehören Sie ja zu den »Genusskonsumenten«, denen es gelingt, das Suchtmittel verantwortlich einzusetzen. Vor allem, wenn Sie die weiter oben beschriebenen empfohlenen Grenzen für den risikoarmen Konsum nicht überschreiten, gibt es für Sie ganz offensichtlich wenig Anlass, Ihr Konsumverhalten zu ändern.

Unterscheidet sich Ihre Wunschzukunft jedoch von Ihrer tatsächlichen Alltagsgestaltung und überwiegen bei Ihnen die Nachteile gegenüber den Vorteilen des Konsums, dann haben Sie ganz offensichtlich Gründe gefunden, Ihr derzeitiges Konsumverhalten kritisch zu betrachten und sich die Fragen zu stellen, die in den nächsten Abschnitten im Mittelpunkt stehen werden.

Soll Ihre Wunschzukunft anders aussehen als Ihr jetziger Alltag? Spricht mehr gegen als für den Konsum?

Um ein möglicherweise problematisches Konsumverhalten zu erkennen, ist es natürlich auch notwendig, sich konkret mit dem eigenen Konsummuster auseinanderzusetzen. Wer den auf S. 18 beschriebenen riskanten Konsum betreibt, schädigt sich körperlich mit großer Wahrscheinlichkeit. Wer ohne Medikamente nicht mehr einschlafen oder wichtige Lebensaufgaben bewältigen kann, hat bereits eine krankheitswertige Abhängigkeit entwickelt. Es wäre falsch, darauf zu vertrauen,

81

Gedankenexperiment 2:
Vor- und Nachteile des derzeitigen Konsums

In diesem Gedankenexperiment laden wir Sie ein, sich einmal ganz systematisch mit Ihrem bisherigen Konsum auseinanderzusetzen. Erstellen Sie auf einem leeren Blatt Papier analog der Vorlage eine Tabelle mit sechs Feldern, in die Sie Ihre eigenen Gründe eintragen. Überlegen Sie sich so detailliert und realistisch wie möglich, welche Vor- und Nachteile Ihr Konsum hat. (Die Einträge in der Vorlagetabelle dienen nur als Beispiel.) Und genauso, welche Vor- und Nachteile der Nichtkonsum haben würde. Wenn Sie mögen, können Sie die Tabelle auch gemeinsam mit Ihrem Partner oder einem Angehörigen besprechen.

	Vorteil	Nachteil	Was überwiegt?
durch den Konsum	▪ ich bin gelöster, Probleme sind weit weg ▪ im Umgang mit anderen bin ich lockerer, besser drauf ▪ komme über das Suchtmittel mit anderen Menschen in Kontakt	▪ hinterher geht es mir schlecht (Kater, schlechtes Gewissen) ▪ könnte mich gesundheitlich schädigen ▪ Probleme am Arbeitsplatz	mittelfristig überwiegen die Nachteile, kurzfristig die Vorteile
durch den Nichtkonsum	▪ bin langfristig gesünder ▪ habe mehr Geld für andere Dinge	▪ habe weniger leicht Kontakt zu anderen ▪ weiß nicht, wie ich mit Problemen und Spannungen umgehen soll	kurzfristig überwiegen die Nachteile, mittelfristig die Vorteile

Diese Tabelle können Sie ruhig über mehrere Tage hinweg bearbeiten, sodass sie so vollständig wie möglich ist. Sie sollten eine umfassende Liste haben, in der alle wichtigen Aspekte des Konsums vorkommen. Anschließend ist es wichtig, dass Sie die letzte Spalte (»Was überwiegt?«) ausfüllen.

Wie sieht Ihre Abwägung aus? Überwiegen die Vorteile des Konsums? Wahrscheinlich überwiegen kurzfristig die Vorteile. Genauso wahrscheinlich aber überwiegen langfristig die Nachteile des Konsums.

dass sich das Problem schon wieder von alleine regelt. Ohne aktives Zutun ist die Wahrscheinlichkeit der Verschlimmerung hoch.

Wie geht es weiter?

Nahezu alle uns bekannten Betroffenen leben innerlich richtig auf, wenn sie sich vorstellen, wie ein Leben ohne die Fremdbestimmung durch das Suchtmittel aussehen könnte. Endlich wieder selbstbestimmt den Alltag gestalten. Endlich die Zukunft planen können. Endlich wieder normale Kontakte und Freundschaften aufbauen – das sind Vorstellungen, die die kommende Anstrengung lohnen.

Wünschen Sie sich ein Leben ohne diese Fremdbestimmung? Wäre Ihr Leben ohne Suchtmittel glücklicher? Dann sind Sie bereit für den nächsten Schritt.

Stufe 2 – Absichtsbildung: Ja, ich will etwas ändern

Diese Stufe nennen wir »das Stadium der Absichtsbildung«. Wer sich auf dieser Stufe befindet, hat bereits für sich erkannt, dass ein Leben mit weniger oder gar keinem Konsum ein besseres Leben ist und hat daraus für sich den Wunsch oder die Absicht entwickelt, das eigene Konsumverhalten zu ändern. Das andere wesentliche Merkmal dieses Stadiums ist, dass Betroffene trotz der Absicht der Konsumänderung den Konsum noch nicht wirklich ändern konnten. Wir wiederholen an dieser Stelle erneut, dass eine Abhängigkeitserkrankung kein Zeichen einer Willens- oder einer Charakterschwäche ist. Der Kontrollverlust ist das Wesen dieser Erkrankung. Je länger die Konsumphase andauerte, umso mehr hat sich der gesamte Organismus auf den Konsum eingestellt. Eine »Umprogrammierung« der vielen Verhaltens- und Erlebensautomatismen ist nicht nur eine Frage des Willens.

In diesem Stadium sollten Sie sich damit auseinandersetzen, was Sie bisher daran gehindert hat, konkrete Schritte in die Wege zu leiten und sich Hilfe zu holen.

2 Veränderungen

In dem Stadium der Absichtsbildung ist es nach unserer Erfahrung wichtig, dass sich Betroffene mit der Frage auseinandersetzen, was sie bisher daran hindert, konkrete nächste Schritte hin zu einer Änderung des Konsumverhaltens zu machen. Ein häufiger Hinderungsgrund ist sicherlich die Scham, die Betroffene haben, wenn sie sich vorstellen, professionelle Hilfe zu suchen. Die professionelle Hilfe und damit auch die Erkrankung wird ja leicht für das private und berufliche Umfeld erlebbar: ein Krankenhausaufenthalt zur körperlichen Entgiftung oder anschließenden Entwöhnungsbehandlung lässt sich nicht verheimlichen.

Schämen Sie sich, Hilfe zu suchen?

Wenn das Problem der Scham auch bei Ihnen einen Grund dafür darstellt, dass Sie noch keine konkreten Veränderungen in die Wege geleitet haben, ist das nächste Gedankenexperiment vielleicht ganz hilfreich.

ÜBUNG

Gedankenexperiment 3: Was passiert im schlimmsten Fall?

Hintergrund der Scham ist ja häufig die Befürchtung, dass das Bekanntwerden der eigenen Probleme und Erkrankung schlimme Folgen haben könnte. Betroffene befürchten, dass sich Freunde und Kollegen zurückziehen, der Arbeitgeber kündigen könnte, der Arzt schlecht über einen denken könnte und der Partner nicht damit umgehen könnte, wenn das Problem bekannt würde.

▪ Als Gedankenexperiment können Sie jetzt einmal systematisch die schlimmsten Befürchtungen sammeln – vielleicht auch wieder mithilfe eines Stück Papiers und kurzen Stichwörtern.

▪ Im zweiten Schritt können Sie dann diese Befürchtungen, vielleicht zusammen mit einer für Sie wichtigen Person, genau überprüfen. Diese Überprüfung kann dann zum Beispiel ungefähr so lauten: »Ist es tatsächlich so, dass mein Arbeitgeber bisher nichts von meinem Alkoholkonsum wusste oder ahnte? Werde ich wirklich bei ihm ›unten durch‹ sein, wenn ich mich ihm anvertraue? Wird mir mein Eingeständnis tatsächlich als unverzeihliche Schwäche ausgelegt?«

▪ Nach Ihren eigenen Bewertungen können Sie sich als dritten Schritt daran machen, diese Befürchtungen kritisch zu überprüfen. Vor allem ist es dabei wichtig, langfristige und kurzfristige Folgen zu unterscheiden.

Die Reaktionen auf das Eingeständnis sind meist positiv

Wahrscheinlich kommen Sie bei dieser Übung zum Ergebnis, dass manche Ihrer Befürchtungen unrealistisch schlimm sind. Und wahrscheinlich haben Sie die Erfahrung gemacht, dass das weitere Abwarten und Weitermachen in den alten Mustern nichts verbessert. Haben Sie den Chancen einer Hilfe und einer »Offenbarung« in Ihrem Denken genügend Raum eingeräumt?

Es hilft Ihnen vielleicht, Erfahrungen von abhängigkeitskranken Menschen zu kennen, die diese damit gemacht haben, andere in ihre Krankheit einzuweihen. Wir hören fast ohne Ausnahme von unseren Patienten, dass sie mit dem Mitteilen ihrer Erkrankung nahezu niemals auf Ablehnung gestoßen sind, als Schwächlinge bezeichnet worden wären oder offensichtliche Nachteile verspürt haben. Die Erfahrung ist eher gerade anders: Wer anderen von seinem Problem berichten kann, erfährt eher Wertschätzung, Verständnis und Unterstützung. Außerdem: Oft ahnten »es« andere schon und sind froh und erleichtert, dass sie endlich mit dem Betroffenen »darüber« reden können.

Denken Sie: »Das schaffe ich nie!«?

Ein weiterer Grund, den Konsum noch nicht wirkungsvoll verändern zu wollen, obwohl bereits der Wunsch nach einer Änderung besteht, ist für einige Betroffene, dass sie sich überfordert fühlen. Sie wissen gar nicht, wo sie beginnen sollen. Sie trauen sich die große Aufgabe einfach nicht zu. Geht es Ihnen auch so? Dann werden Sie vom nächsten Abschnitt besonders profitieren, in dem es darum geht, wie man die Veränderung schrittweise vorbereiten kann. Wir beschreiben die einzelnen Schritte, die jetzt anstehen und unterstützen Sie dabei, sie anzugehen. Bitte denken Sie wieder an das Bild der Treppe – Sie können nicht hinauffliegen – sondern Sie gehen Schritt für Schritt, und zwar in Ihrem Tempo. Sie können auf einer Stufe verharren – und wenn Sie bereit dazu sind, gehen Sie den nächsten Schritt. Vielleicht ist es auch eine Hilfe, wenn Sie sich

Fühlen Sie sich verzagt? – Man kann seinen Weg aus der Sucht ohnehin immer nur Schritt für Schritt und im eigenen Tempo gehen.

85

vorstellen, dass viele Menschen bereits diesen Weg gegangen sind. Möglicherweise gibt Ihnen diese Vorstellung das Vertrauen, den nächsten Schritt zu tun und sich damit auf den Weg zu einem Leben ohne Suchtmittel zu machen.

Abstinenz oder Konsumreduktion ist für alle erreichbar

Auch wenn Betroffene sich oft gar nicht vorstellen können, dass sie tatsächlich Abstinenz oder geringeren Konsum erreichen könnten: Wer die Absicht der Veränderung entwickelt hat, findet viele Möglichkeiten der Hilfe – in Deutschland ist die Suchtkrankenhilfe äußerst weit entwickelt. Die Hilfsmöglichkeiten sind für alle in allen Stadien verfügbar.

Viele Menschen haben dank dieser Hilfe eine für sich gute Entwicklung erfahren und haben eine Lebensqualität erreicht, von der sie zuvor nur geträumt haben.

Sich die konkreten Möglichkeiten der Hilfe bewusst zu machen, stärkt den Gedanken »ich kann etwas machen« und reduziert Gefühle der Hilf- und Hoffnungslosigkeit.

Wie haben es die anderen geschafft?

Für viele Betroffene war es am Anfang ihres Kampfes gegen die Sucht hilfreich, Erfahrungen anderer Betroffener zu kennen. Wer mit Betroffenen Kontakt hat, die selbst eine Abhängigkeitserkrankung überwinden konnten, wird erfahren, dass der Weg aus der Sucht möglich ist und welche Veränderungen sich dabei für das Leben ergeben. Viele Betroffene sagen, dass ihnen der Kontakt zu anderen Betroffenen äußerst wichtig war, sowohl am Beginn des Weges aus der Sucht als auch später. Entwöhnungskliniken führen regelmäßig Befragungen der Patienten am Ende der Therapie durch, sowie auch später im Abstand bis zu einem Jahr. In solchen Befragungen zeigt sich regelmäßig, dass der Kontakt zu anderen Betroffenen ein ganz wesentlicher Faktor war, der beim eigenen Weg aus der Sucht geholfen hat.

Nutzen Sie die Erfahrungen anderer Betroffener

Menschen, die eine Abhängigkeitserkrankung überwinden konnten, sind in vielfältiger Weise »Experten für Suchterkrankungen«. Sie können hilfreiche Tipps geben und sich gut in die Situation anderer Betroffener hineinversetzen. Vor diesem Hintergrund sind Selbsthilfegruppen hilfreich. In der Phase der Absichtsbildung können Selbsthilfegruppen Mut machen zu den nächsten Schritten und auch bei Bedarf Begleitung anbieten.

Wer eine Strategie als erfolgreich erlebt hat, hat Vertrauen zu dieser Strategie: Betroffene, die sich selbst auf den Weg aus der Sucht gemacht haben, tendieren häufig dazu, den eigenen (erfolgreichen) Weg zu empfehlen und andere Wege für weniger erfolgreich zu halten. Aus dieser Perspektive heraus raten wir, Kontakt mit mehreren Betroffenen aufzunehmen und dabei ein Gespür dafür zu entwickeln, welcher Weg der individuell hilfreichste ist.

Weil Betroffene quasi automatisch Experten sind, dachte man eine Zeit lang, dass Therapeuten mit einer eigenen Sucherfahrung bessere Therapien anbieten. Dies ist inzwischen widerlegt: Eine vergangene Sucherfahrung ist für professionell Helfende keine zusätzliche Qualifikation, allerdings auch kein Hindernis.

Informieren Sie sich

Wir ermutigen Sie, sich umfassend zu informieren. Informationen helfen gegen Angst, Unsicherheit, Scham und Hilflosigkeit. Es gibt vielfältige Möglichkeiten, sich auch anonym informieren zu lassen. Suchtberatungsstellen und Selbsthilfegruppen sind darauf vorbereitet, ohne jede Verpflichtung und Bezahlung auch anonym zu informieren und zu beraten. Erst wer weiß, welche Möglichkeiten es gibt, kann sich entscheiden.

Neben Beratungsstellen und Selbsthilfegruppen können Sie auch weitere Bücher, Zeitschriften oder das Internet nutzen. Haben Sie einen Hausarzt, bei dem Sie sich gut aufgehoben fühlen? Vielleicht wollen Sie diesen Kontakt nutzen, um weitere Informationen und Unterstützung zu erhalten. Der Austausch, das Darüber-Reden (auch anonym) ist unverzichtbar. Deshalb wollen wir Sie sehr ermutigen, im Gespräch mit anderen Men-

Vereinbaren Sie einen Beratungstermin

Vereinbaren Sie (anonym oder nicht anonym) einen verbind-
lichen Termin bei einer Beratungsstelle oder einer Selbsthilfegruppe. Vertrauen Sie darauf, dass man Ihnen dort nicht
mit verletzender Neugier begegnet, sondern mit dem echten
Wunsch zu helfen.

schen, mit Betroffenen oder mit »Profis«, Informationen zu erhalten und sich auch zu verpflichten, die nächsten Schritte zu
gehen.

Stufe 3 – Vorbereitung: Ich packe es an

Wer bereits den Vorsatz gefasst hat, etwas an seinem Konsumverhalten zu ändern, wird sich die Fragen stellen:

- »Was steht jetzt als nächstes an?«
- »Wie soll die Veränderung aussehen?«
- »Welche Hilfemöglichkeiten brauche ich jetzt?«

In diesem Abschnitt stellen wir in aller Kürze vor, welche Institutionen professionelle Hilfe anbieten und bei der weiteren
Beratung und Planung hilfreich sein können. Da inzwischen
die einzelnen Landkreise in Deutschland die wichtigsten Pla-
nungsinstitutionen für die Suchtversorgung sind, unterscheiden sich die Bedingungen der Suchtberatung und -behandlung
von Landkreis zu Landkreis. Und aus diesem Grund gibt es eigentlich keinen »Königsweg« mehr, den wir empfehlen wollen.
Aus diesem Grund schildern wir auf den folgenden Seiten nur
die einzelnen Hilfemöglichkeiten, ohne eine ideale Abfolge von
Maßnahmen darzustellen.

Am Anfang der Vorbereitungsphase steht ein konkreter Vorsatz, jetzt ganz unmittelbar etwas zu unternehmen. Die Aus-

wahl einer ersten Hilfe-Institution, die Vereinbarung eines Termins, die Einbeziehung anderer Menschen, ein Gespräch mit dem Vorgesetzten es gibt viele Möglichkeiten, nun aktiv zu werden.

Wenn Sie so weit sind, konkret etwas unternehmen zu wollen, sollten Sie nicht noch lange warten, sondern jetzt »Nägel mit Köpfen machen«. Die meisten Betroffenen brauchen einen langen Anlauf, sind dann aber ganz erleichtert, wenn endlich etwas geschehen ist, können an diesem Punkt wieder Hoffnung schöpfen.

Info

Wir warnen nochmals vor »kaltem Entzug«

Wir haben schon darauf hingewiesen, dass das plötzliche Absetzen von Alkohol oder Medikamenten körperlich gefährlich ist und lebensbedrohlich sein kann. Aus diesem Grund raten wir dringend davon ab, Alkohol oder suchterzeugende Medikamente in Eigenverantwortung schlagartig abzusetzen. Professionelle Hilfe ist unverzichtbar!

Nehmen Sie unbedingt professionelle Hilfe in Anspruch!

Die Tatsache, dass Betroffene bei einem Alkohol- oder Medikamentenentzug professionelle und insbesondere medizinische Hilfe benötigen, stellt sicherlich ein Erschwernis auf dem Weg einer Verhaltensänderung dar: Es gilt, eine fast natürliche Schamgrenze zu überwinden und sich mit seinem Problem an jemanden zu wenden. Allerdings ist dies auch eine Chance: Andere mit einzubeziehen kann auch bedeuten: Betroffene können ein Stück Verantwortung aufteilen, können ihr Problem auf mehrere Schultern verteilen, erzielen eine höhere Transparenz und Verbindlichkeit und erhöhen damit auch ein wenig den Druck auf sich selbst.

Aus diesen Gründen bedeutet die Entscheidung zu einer Verhaltensänderung für alle diejenigen, die eine Abstinenz anstreben: Wenn Sie die Entscheidung, Hilfe aufzusuchen, getroffen haben: Schieben Sie die nächsten Schritte nicht auf die lange Bank. Es ist sehr hilfreich, möglichst schnell eine Verbindlichkeit herzustellen, zum Beispiel einen festen Termin bei einer Institution zu vereinbaren!

»Kontrolliertes Trinken« als Zwischenetappe

Etwas anders kann es aussehen, wenn jemand noch keine Abstinenz anstrebt, sondern zunächst nur den eigenen Konsum reduzieren möchte. Bevor wir darauf genauer eingehen, möchten wir aber noch einmal darauf hinweisen, dass der »kontrollierte Konsum« (»kontrolliertes Trinken«) für Menschen mit einer Abhängigkeitserkrankung nach der überwiegenden Erfahrung und der aktuellen Forschungslage kein realistisches Ziel ist, da in der ganz überwiegenden Zahl der Fälle der kontrollierte Konsum in kritischen Lebensphasen wieder unkontrolliert wird.

Kontrollierter Konsum ist kein realistisches Ziel für abhängige Menschen

Die Forschungslage ist hier eindeutig: Wer bereits eine Abhängigkeitserkrankung entwickelt hat, kommt mit hoher Wahrscheinlichkeit mit dem kontrollierten, reduzierten Konsum langfristig nicht zurecht. Weit über 95 % der Betroffenen fallen irgendwann wieder in das unkontrollierte Konsummuster zurück. Allerdings: Der kontrollierte Konsum kann ein geeigneter Einstieg sein, neue Erfahrungen mit der eigenen Konsumgewohnheit zu machen und zu überprüfen, welche Möglichkeiten einem selbst weiterhelfen. Beim Versuch des kontrollierten Konsums entwickeln Betroffene eine bessere Einschätzung über den Grad des eigenen Kontrollverlusts.

Eine Beratungsstelle ist der ideale erste Anlaufpunkt

Wer vorhat, Hilfe aufzusuchen, braucht noch gar nicht unbedingt genau zu wissen, was die eigenen Ziele sein sollen und wie der konkrete Weg aussieht. Alle Institutionen des Hilfesystems sind darauf vorbereitet, sich zunächst einmal ein genaues Bild von der individuellen Situation zu verschaffen und dann über die verschiedenen Möglichkeiten zu beraten. Hierzu gehört natürlich auch die Beratung über die Ziele des »kontrollierten Konsums« oder der Abstinenz.

Das Hilfesystem für abhängigkeitskranke Menschen ist in Deutschland sehr gut ausgebaut. In allen Ballungsregionen und den meisten Landkreisen gibt es psychosoziale Beratungsstellen oder Suchtberatungsstellen. Der Besuch dieser Beratungsstellen kostet die Betroffenen nichts; bei entsprechendem Wunsch kann dort eine Beratung sogar anonym erfolgen. Damit bietet die Beratungsstelle den idealen Einstieg für konkrete Veränderungen und für die Planung der einzelnen Phasen des körperlichen Entzugs und der eventuell notwendigen anschließenden Entwöhnungsbehandlung.

In einer Beratungsstelle können Sie sich kostenlos informieren und beraten lassen – das gilt sowohl für Betroffene als auch deren Angehörige.

Was sind psychiatrische Institutsambulanzen (PIA)?

Noch stärker in der medizinischen Versorgung integriert sind sogenannte psychiatrische Institutsambulanzen (PIA), die von psychiatrischen Krankenhäusern oder psychiatrischen Abteilungen von Krankenhäusern betrieben werden. Eine PIA ist einer Arztpraxis vergleichbar. Die Behandlung wird von der gesetzlichen Krankenkasse bezahlt, wobei eine Überweisung erforderlich ist oder die Praxisgebühr nach den üblichen Regularien anfällt. Auch aus diesen Gründen ist eine anonyme Beratung in einer PIA nicht möglich. In einer PIA kann, wie auch

»Zunächst war ich schockiert – dann erleichtert«

>> Frau S. ist diesen Weg gegangen. Sie wurde von ihrer Hausärztin auf ihre auffälligen Leberwerte angesprochen. Diese konnte sie dafür gewinnen, sich bei der in der Nähe befindlichen PIA einmal über Möglichkeiten einer Behandlung zu informieren. Frau S.: »Zunächst war ich richtig schockiert, dass ich von meiner Ärztin auf meinen Alkoholkonsum angesprochen wurde. So etwas war mir noch nie passiert – und ich wusste gar nicht, wie ich reagieren sollte, es war mir peinlich. Meine Ärztin blieb aber ganz ruhig und hat keine große Sache daraus gemacht; sie war weder entsetzt noch hat sie mich verurteilt, als ich ihr meine Situation schilderte; das Gespräch hat mir gut getan und ich war irgendwie erleichtert, das es endlich raus war. Ich bin dann sofort wie vorgeschlagen ohne Termin zur Institutsambulanz gegangen. Dort wurde mir geraten, relativ zügig eine stationäre Entgiftung zu machen; ich konnte auch sofort einen Aufnahmetermin für die übernächste Woche vereinbaren. «

in einer Beratungsstelle, eine sehr detaillierte individuelle Beratung erfolgen. Außerdem kann die PIA eine Entgiftungsbehandlung direkt in die Wege leiten oder auch als ambulante Entgiftung selbst ärztlich-medizinisch begleiten.

Die meisten Betroffenen haben einen Hausarzt

Aus einigen Untersuchungen wissen wir, dass sich trotz der guten Erreichbarkeit von Beratungsstellen und PIAs nur eine Minderheit von Betroffenen an solche Hilfeeinrichtungen wendet – es sind nur ungefähr 5 % der Betroffenen. Andererseits wissen wir aus diesen Untersuchungen auch, dass bis zu 80 % der von Abhängigkeitserkrankungen Betroffenen in hausärztlicher Betreuung sind, oft allerdings nicht vorrangig wegen der Suchterkrankung. Von sich aus berichten die wenigsten Betroffenen gegenüber dem Hausarzt von ihrem Suchtproblem. Hausärzte haben vor diesem Hintergrund eine große Verantwortung und sollten ihre Beobachtungen bezüglich eines vermuteten Suchtproblems äußern und die nächsten Schritte in die Wege leiten. Allerdings verfügen sowohl Hausarztpraxen als auch die meisten psychiatrischen Facharztpraxen nicht über die umfangreichen Möglichkeiten einer Beratungsstelle oder einer PIA, zum Beispiel im Hinblick auf sozialarbeiterische Maßnahmen.

Fachärzte für Psychiatrie und Psychotherapie

Fachärzte für Psychiatrie und Psychotherapie sind am besten mit der Suchtmedizin vertraut.

Die Suchtmedizin ist ein Gebiet der Psychiatrie und Psychotherapie. Aus diesem Grund bilden die mit der Suchtmedizin am besten vertraute Arztgruppe die Fachärzte für Psychiatrie und Psychotherapie. Qualifizierter Entzug als eine Kombination von Entgiftungsbehandlung und begleitender Motivierung für längerfristige Verhaltensänderungen findet deshalb fast ausschließlich in psychiatrischen Krankenhäusern oder psychiatrischen Fachabteilungen von Krankenhäusern statt. Niedergelassene Fachärzte für Psychiatrie und Psychotherapie sind aus diesem Grund eigentlich mit der Suchtmedizin ebenfalls sehr vertraut; allerdings hat sich die psychiatrische Praxis in Deutschland noch nicht als eine wichtige Anlaufstelle für abhängigkeitskranke Menschen etabliert.

Selbsthilfegruppen können in allen Phasen unterstützend sein

Eine weitere wichtige Einrichtung, die im Stadium der Vorbereitung für viele Betroffene wichtig ist, sind die unterschiedlichen Selbsthilfegruppen. Wir machen häufig die Erfahrung, dass gerade in der Vorbereitungsphase die Selbsthilfegruppen eine ganz wichtige Rolle übernehmen: Betroffene können hier ebenfalls Beratung erfahren, und zwar wirklich aus erster Hand, aus der Sicht anderer Betroffener, die ihre jeweiligen Erfahrungen in die Beratung einfließen lassen. Allerdings unterscheiden sich die Selbsthilfegruppen erheblich voneinander, sodass es nicht möglich ist, aus der Erfahrung mit der einen Selbsthilfegruppe auf eine andere zu schließen. Aus diesem Grund raten wir hier, sich über mehrere Selbsthilfegruppen in der Umgebung zu informieren und vielleicht auch in mehrere »hineinzuschnuppern«, um herauszufinden, welche Gruppe zu einem passt.

> **Tipp**
>
> ### Suchthilfe am Arbeitsplatz
>
> Insbesondere größere Betriebe verfügen über eine betriebliche Suchthilfe. Ausgebildete betriebliche Suchthelfer können eine wichtige Anlaufstelle sein. In der Regel gibt es bei solchen Betrieben innerbetriebliche Vereinbarungen, nach denen ein Kontakt der betrieblichen Suchthilfe nicht an das Personalbüro oder die Vorgesetzten gemeldet wird, sodass die Vertraulichkeit gewahrt bleibt.

Nach unserer Erfahrung können Selbsthilfegruppen sowohl bei der Planung einer weiteren Behandlung als auch bei der Nachsorge nach einer Entwöhnungsbehandlung äußerst hilfreich sein. Nachgewiesen ist, dass der Besuch von Selbsthilfegruppen die Abstinenz nach einer Entwöhnungsbehandlung festigt und somit langfristig hilfreich ist.

Stufe 4 – Handlung: Entzug und Entwöhnung

Wer diese Stufe – das Stadium der Handlung erreicht hat, ist schon auf der Ebene der konkreten Veränderung angekommen und hat seinen Konsum bereits auf positive Weise verändert, also reduziert oder gar ganz eingestellt.

Die körperliche Alkoholentgiftung dauert meist nur wenige Tage

Eine Entwöhnungsklinik bietet einen geschützten Raum, um sich zu entwickeln und auszuprobieren, ohne gleich mit Alltagssorgen konfrontiert zu werden.

Bei bestehender Alkoholabhängigkeit kann unter medizinischer Begleitung die körperliche Entgiftung innerhalb von einigen Tagen abgeschlossen sein: Es besteht für den Körper ohne den Alkohol keine Gefahr mehr. Das bedeutet, dass Betroffene innerhalb von wenigen Tagen die Erfahrung der Abstinenz machen können und damit innerhalb relativ kurzer Zeit für den Körper neue Bedingungen herrschen. Der Alkohol hat die Nervenzellaktivität ganz pauschal gehemmt. Diese Hemmung fällt jetzt weg. Betroffene bemerken dies ganz deutlich, nicht nur als Verlust, sondern auch sehr positiv. Aus diesem Grund stehen in dieser Phase ganz häufig neue Erfahrungen im Mittelpunkt. Viele Betroffene berichten, dass sie eine »ganz andere Wahrnehmung« bekommen haben. Ihr Blick auf sich selbst und auf andere sei freier geworden. Die Sinneseindrücke seien viel kräftiger, viel echter und damit viel schöner. Die eigenen Gefühle würden wieder als viel echter wahrgenommen. Die guten wie auch die schlechten Gefühle. Also: Sowohl die nach außen gerichtete Wahrnehmung mit unseren »fünf Sinnen« wie auch die nach innen gerichtete Wahrnehmung mit unserem psychologischen Sensorium werden in der Zeit der Abstinenz geschärft. Für die meisten, die diese Erfahrung machen, ist diese geschärfte Wahrnehmung eine äußerst positive Erfahrung. Hilfreich ist es, wenn in dieser Phase der Alltag in seinen bedrohlichen Aspekten weiter weg ist, denn diese Phase geht einher mit einer gewissen Verletzlichkeit. Das ist auch der Hintergrund dafür, dass die erste Phase der Entwöhnungsbehandlung traditionell in einer Entwöhnungsklinik stationär oder ganztägig ambulant stattfindet, die die Betroffenen zunächst auch etwas vom Alltag fernhält und somit einen »Schutz- und Entwicklungsraum« darstellt.

Bei Benzodiazepinabhängigkeit dauert der Entzug wesentlich länger

Die Entgiftungsphase dauert bei Benzodiazepinabhängigkeit häufig länger als bei Alkohol. Auch bei der Niedrig-Dosis-Abhängigkeit (oft auch als »low dose dependence« beschrieben) ist die Entgiftungsphase länger. Die Medikamente werden auch unter medizinischer Überwachung nicht sofort abgesetzt, sondern eher langsam über Wochen oder sogar Monate ausgeschlichen, sodass sich das Gehirn an die geringer werdende Hemmung der Nervenzellaktivitäten gewöhnen kann. Würden Benzodiazepine schlagartig abgesetzt werden, würde das an die Hemmung gewöhnte Gehirn stark erregt sein und im Extremfall sogar epileptische Anfälle erleiden. Weil die Entgiftung bei Benzodiazepinabhängigkeit länger dauert als bei Alkoholabhängigkeit, treten die hier beschriebenen Phänomene der »neuen Wahrnehmung« und der viel lebendigeren Sinneseindrücke nicht so schlagartig auf wie bei der ersten Phase der Alkoholabstinenz.

Info

Benzodiazepine werden stufenweise über Wochen bis Monate reduziert

Die stufenweise Absetzung von Benzodiazepinen erfolgt üblicherweise über Wochen oder sogar Monate hinweg. Die Dosisreduktion erfolgt so, dass die ersten 50 % der Benzodiazepindosis recht zügig, zum Beispiel innerhalb von zwei Wochen geschieht. Nachdem diese Dosis erreicht ist, kann eine Pause eingelegt werden, das heißt, diese Dosis wird einige Zeit, zum Beispiel einige Wochen, aufrechterhalten. Die nächsten 25 % der Dosis werden deutlich langsamer, zum Beispiel innerhalb der folgenden sechs Wochen reduziert. Die letzten 25 % werden dann ganz langsam abgesetzt, zum Beispiel über die folgenden drei Monate.

Für viele beginnt mit der Entwöhnung ein Wachstumsprozess

Ein klarer Blick auf die Umwelt, auf andere Menschen, auf sich selbst, auf die Zukunft bildet eine gute Ausgangslage für ein weitgehend selbstbestimmtes Leben.

In dieser ersten Phase der Alkoholabstinenz oder des kontrollierten reduzierten Benzodiazepinkonsums wachsen häufig das Selbstvertrauen und die »Selbstwirksamkeitserwartung«: Betroffene erfahren nach einer mehr oder weniger langen Zeit des Kontrollverlusts, wie sich ein Leben mit stärkerer Selbstbestimmung anfühlt, sie machen die Erfahrung, zunehmend wieder Einfluss auf ihr eigenes Befinden, auf den Umgang mit sich und den anderen zu haben.

Psychotherapie hat immer das Ziel, Wachstum und Reifung zu fördern. Sie will Menschen befähigen, in möglichst großer Selbstbestimmung mit den Herausforderungen umgehen zu können und weitestgehend auf Scheinlösungen zu verzichten. In diesem Sinne ist die Sucht als eine Scheinlösung zu betrachten: Das Suchtmittel verhindert, dass sich Betroffene mit anstehenden Lebens- und Entwicklungsaufgaben beschäftigen. Zum Wachsen und Reifen gehört allerdings, dass wir uns mit den jeweiligen Lebensaufgaben konstruktiv auseinandersetzen. Mit dieser anderen Wahrnehmung wächst für viele Betroffene auch der Wille, die eigene Zukunft zu planen, Ziele zu setzen.

Zunächst können sehr viele Auslöser zu Suchtdruck führen

In der ersten Phase der Abstinenz ist das Suchtgedächtnis noch besonders aktiv (siehe S. 61 ff.). Es gab in dieser Phase ja noch nicht viel Zeit und Gelegenheit, neue Zusammenhänge zu lernen. In dieser Phase sind also die üblichen Merkmale der Konsumsituation noch besonders »gefährlich«, können besonders leicht zu Rückfällen führen. Solche kritischen Situationen können äußerliche Merkmale sein wie zum Beispiel ein Bahnhofskiosk, eine Kneipe, das Zusammensein mit den Sportkameraden nach dem Training und Ähnliches. Wurde bisher in einer solchen Situation regelmäßig konsumiert, dann führt auch jetzt diese Situation zu einem besonders ausgeprägten Verlangen, zu Suchtdruck. Das englische Wort »craving« ist das auch bei uns häufig verwendete Fachwort für den Suchtdruck.

Der Suchtdruck kann nicht nur durch solche äußeren Merkmale ausgelöst werden; innere, psychologische Auslöser wie zum Beispiel Frustration, Langeweile, Wut, Ärger, Hilflosigkeit sind für viele Betroffene die noch entscheidenderen kritischen Situationen, die mit früherem Konsum einhergingen. Diese psychologischen Auslöser können dann auch »kritische Situationen« darstellen, die zu Rückfällen führen können.

Wann verändert sich das Suchtgedächtnis?

Gerade am Anfang der Abstinenz ist das Suchtgedächtnis noch besonders wirksam. In dieser Phase sind die kritischen Situationen also besonders gefährlich. Auch dies ist ein wichtiger Grund dafür, dass gerade in der Anfangsphase der Abstinenz eine besonders kontrollierte und beschützte Umgebung zur Verfügung steht. Allerdings nicht übertrieben lange, denn das Suchtgedächtnis wird nur dann entscheidend geschwächt, wenn in den ehemals kritischen Situationen wirklich neue Erfahrungen gemacht werden. Wer die kritischen Situationen lediglich vermeidet – was am Anfang sehr sinnvoll ist –, wird langfristig ja keine Möglichkeit haben, in diesen Situationen neue Erfahrungen zu machen. Genau das ist aber eine wichtige Voraussetzung für die Veränderung des Suchtgedächtnisses: In den kritischen Situationen neue Erfahrungen zu machen, sodass das Gehirn und der Körper lernen, dass diese kritischen Situationen auch ohne das Suchtmittel bewältigt werden können.

Je öfter Sie kritische Situationen ohne Suchtmittel bewältigen, desto wirksamer ist das Suchtgedächtnis geschwächt.

Das Suchtgedächtnis muss aktiv »überschrieben werden«

Es ist äußerst sinnvoll, die vorgeschlagenen Maßnahmen für die wichtigsten kritischen Situationen mehrmals in gesteigerter Intensität durchzuführen. Ziel dieser Übungen ist es, für das Gehirn und den Körper die neuen Verhaltens- und Erlebensweisen durch die geballte Übung regelrecht zu automatisieren, sodass die neuen Verhaltensweisen in »Fleisch und Blut« übergehen. Auf diese Weise wird das Suchtgedächtnis am wirksamsten überschrieben.

ÜBUNG

Welche Situationen sind kritisch für Sie?

Weil die kritischen Situationen das Suchtgedächtnis aktivieren und damit Rückfälle begünstigen, ist es sehr wichtig und hilfreich, diese kritischen Situationen zu kennen. Aus diesem Grund empfehlen wir Betroffenen, die wichtigsten kritischen Situationen konkret zu benennen und sie auch auf einem Stück Papier festzuhalten. Auf S. 66 hatte wir Ihnen schon einmal vorgeschlagen, so eine Bestandsaufnahme zu machen. Kritische Situationen können folgende äußere Merkmale haben:

▎ Orte (zum Beispiel Bahnhofskiosk, Büro, Umkleideraum, Zuhause),

▎ Tageszeiten,

▎ soziale Situationen (zum Beispiel Zusammensein mit bestimmten Menschen),

▎ andere Merkmale kritischer Situationen können eher psychologischer Natur sein:
   – eigene Gefühle der Ohnmacht, Wut, des Ärgers, der Hilflosigkeit, der Verzweiflung,
   – Langeweile und Alleinsein.

Wie kann ich mit diesen kritischen Situationen umgehen?

In dieser Phase des Entzugs und der Entwöhnung ist es für Betroffene besonders wichtig und hilfreich, eine genaue Vorstellung davon zu haben, wie sie mit diesen kritischen Situationen umgehen wollen. Dabei können folgende Maßnahmen hilfreich sein:

▎ Zunächst, ganz am Anfang der Handlungsphase, sollten Sie Ihre kritischen Situationen vermeiden.

▎ Im zweiten Schritt planen Sie zunächst – am besten im Gespräch mit anderen Menschen – wie der Umgang mit einer kritischen Situation am besten gestaltet werden kann, zum Beispiel durch Begleitung von anderen, durch genaue Planung des zeitlichen Ablaufs. Wichtig ist es auch, »Notfallmaßnahmen« mit zu planen für den Fall, dass der Suchtdruck unbeherrschbar groß wird oder sonst Unkontrollierbarkeiten entstehen.

▎ Im dritten Schritt erproben Sie den eigenen, dosierten Umgang mit der kritischen Situation. Also: Zunächst sollte die Situation nur relativ kurz und in Begleitung aufgesucht werden, dann (spätestens am Folgetag) vielleicht etwas länger und so fort.

▎ Im vierten Schritt ist es hilfreich, sich für den gelungenen Umgang mit einer kritischen Situation angemessen zu belohnen – ohne das Suchtmittel!

Nach erfolgreichen Übungen sollte auch die Anerkennung der eigenen Leistung genügend Raum haben. Seien Sie stolz auf sich, vergegenwärtigen Sie sich das Geleistete und bleiben Sie über die neue Erfahrung mit nahen Menschen im Gespräch!

Viele Betroffene erleben in dieser Phase der Verhaltensänderung, dass sie in der vergangenen Zeit ganz offensichtlich ihre Fähigkeit zum Genießen verlernt und vernachlässigt haben. Das Suchtmittel hat die Genussfähigkeit irgendwie blockiert und regelrecht erstickt. Aus diesem Grund ist ein wichtiger Ratschlag, sich ganz systematisch mit dem Genießen zu beschäftigen und das Genießen wieder zu lernen (siehe S. 145 ff.).

Stufe 5 – Aufrechterhaltung: Ich lebe ohne Suchtmittel

Wer in diesem Stadium der Aufrechterhaltung angekommen ist, hat bereits mit der Konsumreduktion oder der Abstinenz begonnen und sich vorgenommen, dieses Verhalten möglichst lange, im Idealfall lebenslang, aufrechtzuerhalten.

Abstinent zu leben, ist weniger eine Frage des Willens, sondern eher ein Prozess des aktiven Umlernens.

Wir wiederholen noch einmal: Eine Suchterkrankung ist nicht alleine Folge eines zu schwachen Willens. Das gilt auch für das Stadium der Aufrechterhaltung. Das heißt ganz konkret: Alleine der Entschluss, abstinent bleiben zu wollen, reicht in der Regel nicht aus, um dieses Ziel zu erreichen. Das Suchtgedächtnis wurde in den vergangenen Jahren intensiv trainiert; viele Automatismen im Erleben und Verhalten haben sich entwickelt und gefestigt; Kompetenzen und hilfreiche Fähigkeiten wurden kontinuierlich vernachlässigt. Wir haben bei der Vorstellung des Suchtgedächtnisses (auf S. 61) beschrieben, dass dieses Suchtgedächtnis nicht zum bewussten Gedächtnis, sondern zum sogenannten »impliziten Gedächtnis« gehört. Also zu dem Gedächtnisteil, der mehr oder weniger »automatisch« funktioniert und sich nicht willentlich kontrollieren oder beeinflussen lässt.

Diese Automatismen wirken noch lange. Bestimmte äußere und innere Situationen werden immer wieder Suchtdruck auslösen. Aus diesem Grund gilt leider die folgende Regel:

Sucht bleibt eine lebenslange Erkrankung – auch in der Abstinenz

Wer einmal abhängig von Suchtmitteln war, ist auch in der Phase der Abstinenz weiterhin suchtkrank. Der Begriff »trockener Alkoholiker« kennzeichnet diese Regel recht gut: jemand ist trocken, also abstinent, und dennoch »Alkoholiker«. Darin kommt zum Ausdruck, dass auch in der Phase der Abstinenz jederzeit die Gefahr des Rückfalls besteht. Genau wie jemand, der einen Herzinfarkt überlebt hat, lebenslang besondere Regeln beachten muss, um einen weiteren Herzinfarkt zu vermeiden, muss jemand mit einer Abhängigkeitserkrankung die Abstinenz dauerhaft sehr aktiv betreiben.

»Ich weiß, dass die Krankheit nie ganz überwunden ist«

》》 Herr K., der Orchestermusiker, sagt im Rückblick: »Obwohl ich drei Anläufe brauchte und dazwischen Rückfälle erlebte, bin ich jedes Mal ein Stück weiter gekommen. Und jetzt bin ich seit vier Jahren trocken, weiß aber, dass die Krankheit nie ganz überwunden ist. Ich darf nie übermütig werden: Kontrolliertes Trinken funktioniert bei mir nicht. Und ich brauche weiterhin den Kontakt zu Gleichgesinnten. Da hilft mir die Selbsthilfegruppe sehr. 《

Man muss Abstinenz »aktiv betreiben«

Dieses Verständnis der Sucht als lebenslange Erkrankung zeigt einerseits, wie mühsam es ist, Abstinenz aufrechtzuhalten. Andererseits ist genau dies auch die große Chance dieser Erkrankung: Die besondere Situation verlangt, stets besonders achtsam mit sich umzugehen, das Leben besonders bewusst zu gestalten und einen besonders weiten Blick auf sich und das Leben zu pflegen. Genau das ist wohl der Grund für unsere häufige Beobachtung: Von Suchterkrankungen Betroffene sind, wenn sie die aktive Konsumphase überwunden haben, Menschen, die besonders achtsam mit sich selbst und ihrer Umgebung umgehen, die sich weniger von kurzfristigen Anreizen leiten lassen, sondern darauf achten, dass ihre Beschäftigungen mit ihren bewussten Lebenszielen vereinbar sind.

Was bedeutet aber nun diese Sicht der lebenslangen Erkrankung ganz konkret für die Phase der Aufrechterhaltung? Zunächst einmal ist es wichtig, sich bewusst zu machen, dass das Suchtgedächtnis niemals ganz gelöscht wird, sondern – wenn auch abgeschwächt – lebenslang vorhanden ist.

> Das Suchtgedächtnis wird immer irgendwie aktiv bleiben. Es kann sehr wohl geschwächt werden – gelöscht wird es zu Lebzeiten niemals sein.

Vermeiden Sie den Geschmack von Alkohol in jeglicher Form

Aus dieser Erkenntnis leiten sich einige Schlussfolgerungen ab. Zunächst einmal kann es wichtig sein, bestimmte Aspekte des Suchtgedächtnisses möglichst ruhen zu lassen, sie nicht mehr zu aktivieren. Dazu gehört zum Beispiel im Falle der Alkoholabhängigkeit, künftig jeden Geschmack von Alkohol im Mund zu vermeiden. Informationen des Geschmacks- und des Geruchssinns werden im Gehirn in solchen Zentren verarbeitet, die relativ wenig durch die bewusste Verarbeitung kontrolliert werden. Sie sind also ganz besonders stark in der Lage, die impliziten Anteile des Suchtgedächtnisses zu aktivieren; sie machen es also dem Bewusstsein und dem Willen schwer, in die ausgelösten Gefühle einzugreifen. Aus diesem Grund ist es besonders wichtig, die Geschmacksaspekte des Suchtgedächtnisses möglichst nicht mehr zu aktivieren. Hieraus leitet sich die Empfehlung ab, in der Phase der Aufrechterhaltung – also lebenslang – auch ganz konsequent selbst die kleinsten Mengen von Alkohol, zum Beispiel in Pralinen, in Kuchen oder sonstigem Essen, zu meiden.

Warum es sinnvoll ist, auch auf kleine Mengen zu verzichten

Auch kleine Alkoholmengen, wie zum Beispiel in einer Praline, im Kuchen oder in sonstiger Nahrung, aktivieren das Suchtgedächtnis und können Suchtdruck auslösen. Wissenschaftlich ist es jedoch nicht bewiesen, dass sich hierdurch schlagartig ein großer Rückfall (im Sinne des »relapse«) ereignet. Doch die Gefahr besteht, den Alkoholkonsum durch schleichende Gewohnheitsbildung zu steigern. Wer die Erfahrung macht, dass der alkoholhaltige Kuchen doch ganz gut und »ungefährlich« ist, könnte vielleicht auf die Idee kommen, dass doch ein Schluck Bier oder Wein auch wieder möglich sein könnte. Die Erfahrung lehrt (leider), dass dann irgendwann eine Mauer gebrochen ist und Betroffene recht schnell wieder in alte Verhaltensmuster zurückfallen. Aus diesem Grund wird einheitlich empfohlen, den Suchtstoff ganz konsequent zu meiden.

Sie brauchen Bewältigungsstrategien für den Alltag

Im Alltagsleben lassen sich allerdings bei Weitem nicht alle inneren und äußeren Situationen vermeiden, die das Suchtgedächtnis aktivieren. Wer bei der Arbeit konsumiert hat und wieder an den alten Arbeitsplatz zurückkehren möchte, wird ganz schnell mit der kritischen Situation »Arbeitsplatz« konfrontiert. Wer im Alleinsein und der Langeweile konsumiert hat, wird auch in der Zukunft die Langeweile nie ganz vermeiden können, sondern auch weiterhin immer wieder erleben. Also ist es wichtig, für diese Risikosituationen angemessene Bewältigungsstrategien zur Verfügung zu haben und auch »Notfallpläne«.

Gruppenpsychotherapie spielt eine wichtige Rolle bei der Entwöhnungsbehandlung.

Unserer Erfahrung nach sind Betroffene überfordert, wenn sie einen einsamen Kampf gegen die Sucht kämpfen, wenn sie alleine sind. Das liegt im Wesen der Erkrankung. Deshalb spielt bei nahezu allen wirksamen Behandlungsverfahren die Gruppenpsychotherapie eine ganz zentrale Rolle bei der Entwöhnungsbehandlung: In der Gruppenpsychotherapie können

Betroffene lernen, sich mitzuteilen, Verantwortung zu teilen, Rückmeldung zu geben und einzuholen. Auch wenn es am Anfang schwer ist, andere einzubeziehen, sich zu öffnen und zunächst ja auch einmal verletzlich zu machen: Es lohnt sich. Deshalb empfehlen wir es ganz nachhaltig: Trainieren Sie, sich anderen mitzuteilen, andere zu Ihren Unterstützern zu machen. Natürlich kommen nicht alle Menschen wahllos infrage für diese Rolle. Es müssen Menschen sein, die Ihnen gegenüber offen und wohlwollend sind, die die geforderte Stärke aufbringen können. Unserer Erfahrung nach können zum Glück viele Menschen diese Fähigkeiten entwickeln und sind deshalb für diese Rolle geeignet.

Andere einbeziehen – holen Sie sich starke Unterstützer

Wir ermutigen Betroffene, sich starke Helfer an die Seite zu holen. Diese Unterstützer sollten sicher, stark und wirklich hilfreich sein. Sie müssen von der Sucht wissen und die kritischen Situationen kennen. Meist ist es hilfreich, Arbeitskollegen zu gewinnen, vielleicht auch Vorgesetzte, ferner Freunde und Bekannte. Betroffene sollten in kontinuierlichem Kontakt mit diesen Unterstützern bleiben und sie über das eigene Ergehen auf dem Laufenden halten. Mit den Unterstützern kann auch vereinbart werden, was im Falle einer Krise zu unternehmen ist – sie können in den Notfallkoffer einbezogen werden.

Ob Angehörige für die Rolle eines Unterstützers geeignet sind, hängt davon ab, wie sie zur Sucht stehen. Wenn sich bei ihnen über die Jahre ein co-abhängiges Verhalten eingeschliffen hat, brauchen sie zunächst selbst Hilfe und sind ungeeignet für diese Rolle. Auf die Fragen, welches Verhalten von Angehörigen förderlich und welches eher kontraproduktiv ist, gehen wir auf S. 127 ff. ein.

Erstellen Sie sich einen persönlichen Krisenplan

Auch wenn andere Menschen einbezogen sind, auch wenn sich Betroffene auf ganz unterschiedliche Situationen und Krisen vorbereitet haben: Schwierige Lebenssituationen, Krisen, vielleicht sogar Rückfälle (als Ausrutscher und als »richtige Rückfälle«), können sich prinzipiell jederzeit ereignen und werden sich wohl auch ereignen. Deshalb ist es in der Phase der Aufrechterhaltung ratsam, Pläne für solche Situationen vorzubereiten. In der Psychotherapie nennen wir solche Krisenpläne auch anschaulich »Notfallkoffer«: Der Notfallkoffer soll im übertragenen Sinn Werkzeuge enthalten, die in der Not hilfreich sind, sodass Betroffene für alle Eventualitäten gewappnet sind. Deshalb laden wir Sie an dieser Stelle ein, einen persönlichen Notfallkoffer zu »packen«, das heißt, als einen Plan schriftlich zu notieren und ihn auch mit den Unterstützern abzusprechen.

Tipp

Ein Krisenplan hilft nur, wenn er in guten Zeiten geplant wurde

Die Erfahrung lehrt, dass hilfreiches und stärkendes Handeln in Krisen umso besser gelingt, je besser es in guten Zeiten vorbereitet wurde. In der Krise selbst geht schnell die Orientierung verloren, entsteht eine Art Tunnelblick (auch im übertragenen Sinne). Deshalb: Erstellen Sie Ihren persönlichen Krisenplan, packen Sie Ihren Notfallkoffer in einer stabilen Phase, also zum Beispiel während einer Entwöhnungsbehandlung.

Telefonseelsorge. Neben den bisher aufgeführten Institutionen (Beratungsstellen, psychiatrische Institutsambulanzen, Haus- und Facharztpraxen, Selbsthilfegruppen, betriebliche Suchthilfe) gibt es noch weitere Möglichkeiten, Hilfe zu erhalten. Diese Hilfemöglichkeiten können für die Krise eine wichtige Rolle spielen und können deshalb auch im Notfallkoffer auftauchen. Als eine sehr leicht erreichbare, anonyme und sehr wirkungsvolle Hilfequelle bietet sich die Telefonseelsorge an (siehe S. 154). Gerade dann, wenn niemand für ein Gespräch erreichbar ist und ein Gespräch nötig wäre, um aus einer Krise zu kommen, ist diese Möglichkeit sehr wertvoll.

Krisendienst. In einigen Regionen existieren außerdem Krisendienste mit unterschiedlichen Bereitschaftszeiten. Die meisten Krisendienste sind telefonisch erreichbar, einige Krisendienste können auch kurzfristig nach Hause kommen. Auch die Krisendienste haben die Möglichkeit der anonymen Beratung und arbeiten ohne Wartezeiten und ohne feste Termine.

Beispiel für einen Notfallkoffer. Das folgende Beispiel für einen Notfallkoffer ist als Anregung gedacht, die Sie als einen möglichen Anfang für den eigenen Notfallkoffer benutzen können. Haben Sie ruhig Mut, zunächst einen nur kleinen Notfallkoffer zu packen und diesen dann immer wieder zu aktualisieren und vielleicht auch zu erweitern.

Persönlicher Krisenplan und Notfallkoffer von: _____ aktualisiert am: _____	
Meine persönlichen Risikosituationen sind:	Langeweile zu Hause, Unzufriedenheit mit mir selbst, Wochenenden
In Krisensituationen kann ich folgende Personen kontaktieren:	Arbeitskollege: _____ Handy-Nr. _____ Nachbarin _____ Tel.-Nr. _____ Beratungsstelle _____ Therapeut _____ Tel.-Nr. _____
Reaktionen auf starken Suchtdruck zu Hause:	Anruf und Verabredung mit einem Menschen. Nehme ein Bad und plane in der Badewanne gedanklich den nächsten Tag. Gehe aus der Wohnung, mache eine Runde. Wenn alles nicht hilft: Anruf beim Krisendienst (Tel.-Nr. _____)
Bei einem Rückfall:	Verabrede Termin bei Beratungsstelle. Informiere folgende Personen:
Nach gelungenen Bewältigungen belohne ich mich mit:	

Richten Sie den Blick auf Ihre Stärken

Spätestens in der Phase der Aufrechterhaltung ist es sehr hilfreich, sich noch einmal intensiv mit der eigenen Vorstellung vom Leben zu beschäftigen. Es gibt viele Hinweise, die uns lehren, dass Menschen mit einer genauen Vorstellung vom Leben leichter mit Lebenskrisen fertig werden und wahrscheinlich auch ein glücklicheres Leben führen als Menschen, die »in den

Tag hineinleben«, die häufig reagieren, also nicht selbst Dinge in die Wege leiten, sondern sich passiver verhalten. Wir halten die Hinweise, die der Medizinsoziologe Antonowsky aus seiner Forschung von Überlebenden von Konzentrationslagern erhalten hat, für bedeutsam. Antonowsky hat sich die spannende Frage gestellt: Was half jenen Überlebenden der Konzentrationslager, die trotz der unbeschreiblichen Belastung relativ stabil und psychisch gesund geblieben sind? Was hat ihnen Stabilität und Kraft gegeben? Mit diesen Fragen gründete Antonowsky die »Salutogenese«.

Salutogenese: Was schafft Stärke und Gesundheit?

Die Medizin und Psychologie fragen häufig: »Was macht krank?« Diese Frage ist die Frage der Pathogenese und begründet die Pathologie, die Lehre von den Erkrankungen. Die Salutogenese verfolgt genau den umgekehrten Ansatz und fragt sich: Was stärkt, was hält gesund?

Wer im Sinn der Salutogenese denkt und handelt, sucht bei sich und bei Menschen um sich herum nach dem Stärkenden, nach den Ressourcen. Nicht die Fragen nach den Schwächen, den Defiziten, dem Nichtkönnen, sondern das aktive Suchen des Hilfreichen stehen im Mittelpunkt. Die Psychotherapieforschung zeigt in beeindruckender Weise: dieser Blick der Salutogenese und der Ressourcenorientierung fördert das Gesundwerden und -bleiben.

Wir vertreten eine ressourcenorientierte Psychotherapie, die die Patienten ermutigt, sich auf die Suche nach den eigenen inneren Stärken zu machen. Gerade in der Phase der Aufrechterhaltung ist diese Suche nach dem Stärkenden sehr hilfreich. Aus diesem Grund laden wir Sie an dieser Stelle zu folgender Übung ein (s. rechts oben).

Wie bei allen unseren Übungsvorschlägen bietet sich auch für diese Übung an, sich nicht nur Zeit dafür zu nehmen, sondern jeweils auch ein paar Stichworte aufzuschreiben. Dies ist deshalb wichtig, weil gerade in Krisenzeiten das Aufgeschriebene eine ganz wichtige Brücke zum Gesunden und Stabilen dar-

---

ÜBUNG

Was gibt Ihnen Kraft? Was tut Ihnen gut?

Nehmen Sie sich in den nächsten Wochen an mehreren Tagen jeweils mindestens eine viertel Stunde Zeit, um sich ausführlich Gedanken über die eigenen Stärken zu machen. Dabei können Sie sich zum Beispiel folgende konkrete Fragen stellen:

▌ Woher habe ich bisher Kraft geschöpft, um die Tage zu gestalten?

▌ Welche Hoffnungen begleiten mich in den letzten Monaten und Jahren?

▌ Welche Gedanken haben mir bisher eher geholfen und gut getan?

▌ Welche Menschen tun mir gut?

▌ Womit konnte ich bisher mir wichtigen Menschen besonders gut eine Freude bereiten?

▌ Bei welcher Sportart oder welchem Hobby habe ich mich richtig wohlgefühlt?

---

stellt. Außerdem zwingt uns das Aufschreiben zu einer intensiveren und umfassenderen Beschäftigung mit dem Thema. Und wir wollen ja mit diesem Vorschlag eine gute Voraussetzung dafür schaffen, dass Sie sich intensiv mit Ihren Ressourcen, Ihren Stärken beschäftigen – so intensiv, dass diese Beschäftigung mit dem Hilfreichen zunehmend Ihr Erleben, Denken und Verhalten bestimmt.

Die Frage nach dem persönlichen Sinn des Lebens

Antonowsky hat bei seinen Forschungen zur Salutogenese allerdings neben den einzelnen Ressourcen etwas Übergeordnetes als wichtig erkannt. Er nannte dieses Übergeordnete den »sense of coherence«, also den Sinn für Zusammenhänge. Die Menschen, die die Konzentrationslager eher gesund überstanden haben, haben besonders viel Sinn für Zusammenhänge gehabt, sie haben eine »Idee« für das Leben, für ihren Lebenssinn gehabt. Das kann ein religiöser Glauben, eine humanistische Idee, eine persönliche Weltanschauung und Ähnliches sein.

Aus diesem für die Salutogenese ganz zentralen Ergebnis können wir eine Empfehlung wiederholen: Es lohnt sich, sich mit der eigenen Lebensidee zu beschäftigen und damit mit den Fragen: Wofür soll mein Leben gut sein? Was ist mein persönlicher Sinn meines Lebens? Auf welchen Fundamenten steht mein Leben?

Es würde den Rahmen dieses Buches sprengen, die Fragen des Lebenssinns zu bearbeiten. Wir wollen auch nicht unsere eigenen Überzeugungen, Welt- und Gottesanschauungen in diesem Ratgeber für absolut erklären. Aber wir wollen an dieser Stelle anregen, über diese Fragen nachzudenken, diesen Fragen Raum und Zeit einzuräumen und sich auch Gedanken darüber zu machen, mit welchen Menschen Sie diese Fragen am besten bearbeiten können. Denn wir wissen: Wer sich mit diesen Fragen beschäftigt, hat eine größere Chance, psychisch stabil zu werden und zu bleiben und ein zufriedeneres Leben zu leben.

»Jetzt kann ich über die wirklich wichtigen Dinge sprechen«

》》 Frau S. berichtet: »In der Therapie habe ich zum ersten Mal erlebt, hinter die Dinge zu blicken. Ich habe vorher eine Fassade gehabt und war eigentlich nie ich selbst. Der Alkohol hat mir dabei geholfen, mein wirkliches Ich zu verbergen. In der Gruppentherapie habe ich die Erfahrung gemacht, dass es gut ist, sich mit anderen über die wirklich wichtigen Dinge und die eigenen Gefühle auszutauschen. Ich kann jetzt eigene Befürchtungen und gute Gefühle viel besser benennen und darüber mit anderen in Kontakt kommen. Jetzt habe ich Freunde, die mir wirklich nah sind. 《

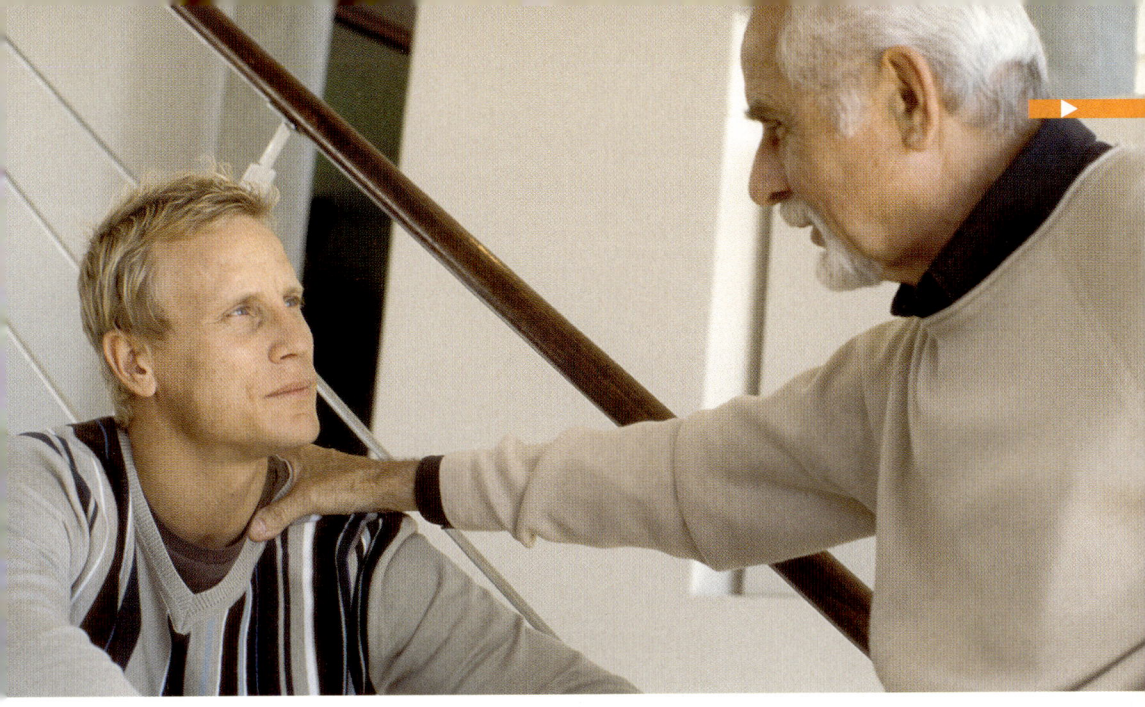

Elemente einer Sucht-behandlung

Ein Entzug von einem Suchtmittel sollte immer – wir haben mehrfach darauf hingewiesen – unter ärztlicher Anleitung stattfinden, insbesondere bei den Suchtmitteln Alkohol, Benzodiazepine, Opiate (einschließlich Heroin). Eine anhaltende Änderung im Umgang mit dem Suchtmittel wird dadurch erleichtert, dass Betroffene neue Umgangsformen mit sich selbst und mit anderen Menschen einüben. Damit dies möglichst wirkungsvoll geschieht, ist in vielen Fällen im Anschluss an die qualifizierte Entzugsbehandlung eine Entwöhnungsbehandlung erforderlich. Aus diesem Grund wollen wir in diesem Abschnitt kurz einige Merkmale der qualifizierten Entzugsbehandlung und der Entwöhnungsbehandlung darstellen und Ihnen schildern, welche medikamentöse Unterstützung möglich ist.

Die qualifizierte Entzugsbehandlung

In der qualifi-
zierten Entzugs-
behandlung
wird der Körper
»entgiftet«. Diese
Behandlung wird
von den Kranken-
kassen bezahlt.

In der qualifizierten Entzugsbehandlung wird unter ärztlicher Verantwortung und bei Bedarf mit medikamentöser Unterstützung der Körper »entgiftet«. Zugleich werden Betroffene motiviert, länger anhaltende Veränderungen ihres Konsums anzustreben und hierzu eventuell eine Entwöhnungsbehandlung anzustreben.

Eine qualifizierte Entzugsbehandlung kann stationär in einem Krankenhaus, am besten einer Abteilung für Abhängigkeitserkrankungen, oder auch teilstationär in einer Tagesklinik erfolgen. Zunehmend wird auch die Möglichkeit geschaffen, die Entzugsbehandlung ambulant durchzuführen.

In Deutschland wird die qualifizierte Entzugsbehandlung als akutmedizinische Behandlung betrachtet, die von den Krankenkassen finanziert wird. Bei Alkoholabhängigkeit dauert eine qualifizierte Entzugsbehandlung ungefähr drei Wochen, wobei die Phase der körperlichen Entgiftung (Entzug) nach ungefähr einer Woche weit fortgeschritten ist. Bei einer Abhängigkeit von Benzodiazepinen dauert die Entgiftung länger – die Medikamente müssen über einen Zeitraum von mehreren Wochen ausgeschlichen werden, wobei auch Wochen oder sogar Monate später noch Entzugssymptome auftreten können.

Die Entwöhnungsbehandlung

Eine sich eventuell an die Entzugsbehandlung anschließende Entwöhnungsbehandlung ist in Deutschland eine Maßnahme der medizinischen Rehabilitation. Kostenträger dieser Maßnahme sind in der Regel die Träger der Rentenversicherung, jedoch können auch Krankenkassen und andere Kostenträger zuständig sein. Üblicherweise werden Entwöhnungsbehandlungen ausschließlich bei Vorliegen von Abhängigkeitserkrankungen durchgeführt und nicht, wenn »nur« ein Missbrauch oder gar »nur« ein riskanter Konsum vorliegen. Bei Missbrauch und riskantem Konsum bestehen ja noch keine körperliche Gewöhnung, keine Entzugssymptomatik und keine Toleranzsteigerung. Aus diesem Grund ist dann auch keine »Entwöhnung« erforderlich.

Weil – wie wir bereits dargestellt haben und im nachfolgenden Abschnitt noch genauer erläutern werden – der kontrollierte Konsum bei Vorliegen einer Abhängigkeit kein realistisches Therapieziel darstellt, sind nahezu alle Behandlungsprogramme der Entwöhnungsbehandlung in Deutschland an der Abstinenz orientiert: Sie streben das Behandlungsziel einer möglichst lebenslangen Abstinenz an. Allerdings steht nicht nur die Abstinenz als zentrales Behandlungsziel im Mittelpunkt der Behandlung: Um Abstinenz erreichen und aufrechterhalten zu können, ist eine möglichst tragfähige Grundlage in wichtigen Lebensbereichen hilfreich. Deshalb streben die Entwöhnungsbehandlungen an, Lebensmodelle zu vermitteln und zu erreichen, in denen Betroffene in vielen Lebensbereichen hilfreich mit sich selbst und anderen umgehen können. Eine möglichst zufriedenstellende, selbstbestimmte Lebensform ist deshalb das zweite große Ziel der Entwöhnungsbehandlung.

Die Entwöhnungsbehandlung strebt die möglichst lebenslange Abstinenz an und will den Betroffenen dazu befähigen, sein Leben suchtfrei zu gestalten.

Ambulant, ganztägig oder stationär?

Die Entwöhnungsbehandlung, von vielen immer noch abgekürzt als »Therapie« bezeichnet, kann – wie auch die qualifizierte Entzugsbehandlung – ambulant, ganztägig ambulant oder stationär stattfinden. Sie kann beim Kostenträger, also üblicherweise einem Rentenversicherungsträger, beantragt werden, wobei diesem Antrag ein Sozialbericht und ein ärztliches Gutachten beiliegen müssen. Der Sozialbericht kann von einer Beratungsstelle, einer psychiatrischen Institutsambulanz, dem Sozialdienst eines Krankenhauses oder einer sonstigen Einrichtung mit einem Sozialdienst erstellt werden.

Die ambulante Entwöhnungsbehandlung findet meist abends statt, sodass man weiterhin seinen Verpflichtungen nachkommen kann.

Ambulante Entwöhnungsbehandlung. Viele Beratungsstellen bieten eine ambulante Entwöhnungsbehandlung an. Unter ärztlicher Verantwortung finden üblicherweise für ungefähr ein Jahr wöchentliche Gruppentherapien, regelmäßige Einzelgespräche und bei Bedarf weitere zusätzliche Therapiemaßnahmen statt. Die Termine finden in der Regel abends statt, sodass diese Rehabilitationsform besonders berufs- und familienfreundlich ist. Gleichzeitig ist jedoch auch der »Abstand« zum Alltag äußerst gering, sodass diese Form der Entwöhnungsbehandlung nur dann infrage kommt, wenn Betroffene keinen größeren Abstand und keine noch intensivere Form der Therapie benötigen.

Ganztägig ambulante Entwöhnungsbehandlung. Solche Therapie findet in Einrichtungen der Tagesrehabilitation statt. Die Entwöhnungsbehandlung findet an 5 oder 6 Tagen pro Woche ganztägig statt. Weil die Nacht und die Wochenenden zu Hause verbracht werden, ist es bei dieser Form der Entwöhnungsbehandlung erforderlich, dass das direkte Umfeld eine Weiterentwicklung im Sinne der Behandlung nicht behindert. Die Dauer und die Inhalte der ganztägig ambulanten Entwöhnungsbehandlung sind weitgehend identisch mit denen der stationären Entwöhnungsbehandlung.

Die stationäre Entwöhnungsbehandlung bietet einen räumlichen und zeitlichen Schutzraum und größeren Abstand zum Alltag.

Stationäre Entwöhnungsbehandlung. Diese Therapie wird an Fachkliniken für die Behandlung von Abhängigkeitserkrankungen durchgeführt und dauert bei Alkohol- oder Medikamentenabhängigkeit zwischen 12 und 16 Wochen. Da bei der stationären Entwöhnungsbehandlung der Alltag und das »normale Umfeld« weit weg sind, sind hier therapeutische Beurlaubungen, Partnergespräche, und Arbeitgebergespräche wichtig, um einen Bezug zum Lebensumfeld zu gewährleisten. In Deutschland existieren einige Entwöhnungskliniken für Männer beziehungsweise für Frauen, die geschlechtsspezifische Behandlungsansätze verfolgen und dabei gerade dem Thema der Geschlechterrolle und der Partnerschaft einen besonderen Stellenwert einräumen.

Um welche Themen geht es?

Inhaltlich stehen bei Entwöhnungsbehandlungen die Ziele und Maßnahmen im Mittelpunkt, die wir zu den Stadien der Vorbereitung, Handlung und Aufrechterhaltung beschrieben haben. Zusammengefasst stehen folgende Themen im Mittelpunkt einer Entwöhnungsbehandlung:

▪ Verständnis der Abhängigkeit in der eigenen lebensgeschichtlichen Entwicklung

▪ Anerkennen der Abhängigkeit als aktuelle und lebenslange Erkrankung

▪ Erkennen von und Umgehen mit kritischen, rückfallgefährdenden Situationen

▪ Stärkung von eigenen Bewältigungsmöglichkeiten und Stärken im Umgang mit Krisensituationen

▪ Stärkung der Wahrnehmung eigener Entwicklungsmöglichkeiten

▪ Stärkung und intensive Einübung von grundlegenden Fertigkeiten wie:
  – Äußern und Annehmen von Kritik
  – angemessene Abgrenzung
  – Genussfähigkeit
  – Achtsamkeit gegenüber sich selbst
  – Erkennen und Konkretisieren von Lebensperspektiven
  – Bewältigung von anstehenden Lebens- und Entwicklungsaufgaben

▪ Stärkung eines gesundheitsfördernden Lebensstils

Diese Themen werden bei der Entwöhnungsbehandlung in vielfältigen Formen der Einzel- und Gruppenpsychotherapie und der Ergotherapie bearbeitet. Die Einrichtungen der Entwöhnungsbehandlung orientieren ihre Konzepte stets an den Fortschritten der Sucht- und Rehabilitationsmedizin. In Erweiterung zu Akutkliniken und zur Akutmedizin beschäftigt sich die Rehabilitationsmedizin ganz besonders intensiv damit, Betroffene im Umgang mit den Krankheitsfolgen zu stärken. Es wird also nicht davon ausgegangen, dass durch die Behandlung die Erkrankung überwunden ist, sondern davon, dass die Er-

Bei der Entwöhnungsbehandlung steht – anders als bei der Akutmedizin – der »ganze Mensch« mit all seinen wichtigen Lebensbereichen im Mittelpunkt.

krankung und ihre Folgen noch längere Zeit andauern werden und Betroffene lernen müssen, mit den Einschränkungen der Erkrankung zu leben. Auf eine lebenslange Einschränkung bei abhängigkeitskranken Menschen haben wir ja wiederholt hingewiesen: Einen »normalen«, kontrollierten Umgang mit dem Suchtmittel können abhängige Menschen üblicherweise nicht mehr erreichen.

Die Nachsorge

Eine Entwöhnungsbehandlung stößt häufig Entwicklungsprozesse an und befördert psychisches Wachstum. Viele Betroffene empfinden es als sehr hilfreich, wenn auch nach der Behandlung die begonnenen Prozesse systematisch weitergeführt werden. Nahezu alle Beratungsstellen bieten aus diesem Grund Nachsorgebehandlungen an, sodass insbesondere die Gruppenpsychotherapie weitergeführt werden kann.

Nutzen Sie die Nachsorgeangebote

Auch der Besuch einer Selbsthilfegruppe kann den Charakter einer Nachsorge haben. Es ist erwiesen, dass eine Nachsorge die Fähigkeit zum Aufrechterhalten der Abstinenz verbessert und Menschen in die Lage versetzt, mit auftretenden Lebensschwierigkeiten besser umzugehen. Da die Nachsorgeangebote am Abend oder späten Nachmittag stattfinden und somit arbeitnehmerfreundlich sind, raten wir, diese Möglichkeit der weiteren Begleitung in Anspruch zu nehmen.

Medikamentöse Behandlungsmöglichkeiten

Natürlich ist es das lang gehegte Ziel vieler Betroffener und der Pharmaindustrie, über Medikamente zu verfügen, die das Suchtverlangen bremsen und damit das Suchtproblem lösen.

Bisher gibt es aber keine »Wundermittel« gegen die Sucht. Zwar existieren einzelne Medikamente, die hilfreich sein können. Aber: Die bisher verfügbaren Medikamente alleine bewirken keine langfristige Änderung der Konsumgewohnheiten.

Bei der medikamentösen Behandlung von Suchterkrankungen ist es sinnvoll, zwischen Medikamenten zu unterscheiden, die im körperlichen Entzug, also der Entgiftungsphase, sinnvoll sind und solchen, die die Entwöhnungsphase unterstützen.

Medikamente, die während der Entzugsphase eingesetzt werden können

Zunächst gehen wir auf die Entzugsphase ein. Beim Entzug von Alkohol kann ein Alkoholentzugssyndrom, eventuell mit einem Delir (Delirium tremens oder Alkoholentzugsdelir) auftreten. Das Delirium tremens ist ein lebensgefährlicher Zustand, bei dem optische Halluzinationen vorkommen, Krampfanfälle möglich sind und große Unruhe herrscht.

Clomethiazol. Alkoholentzugssyndrome werden durch den Wirkstoff Clomethiazol (Distraneurin) behandelt und abgeschwächt. Dieser wirkt ähnlich wie Alkohol auf die GABA-Rezeptoren (siehe S. 54 ff.) und wird nur einige Tage lang angewandt, dann ausgeschlichen, also schrittweise reduziert. Clomethiazol selbst kann abhängig machen, sodass es nur kurzfristig, maximal bis zu 14 Tagen, gegeben werden soll. Clomethiazol wirkt auch den Entzugskrampfanfällen entgegen. Benzodiazepine würden die gleiche Wirkung haben, sind aber in Deutschland für diesen Zweck nicht zugelassen.

Antipsychotika. Treten in der Entzugsphase Halluzinationen auf, werden zusätzlich Antipsychotika (Neuroleptika) verordnet, die selbst kein Suchtpotenzial aufweisen.

Clonidin. Wenn starke Nebenwirkungen des vegetativen Nervensystems auftreten (zum Beispiel überschießende Aktivitäten des Herz-Kreislauf-Systems wie Bluthochdruckkrisen), werden zusätzlich Medikamente angewandt, um diese Aktivitäten zu dämpfen. Hier kommt häufig der Wirkstoff Clonidin zum Einsatz.

Antikonvulsiva. Der Entzug von Benzodiazepinen erfolgt in der Regel so, dass sie über eine längere Zeit schrittweise reduziert werden – eine Begleitmedikation ist dann nicht erforderlich. Das Risiko von Entzugskrampfanfällen kann – wie auch bei dem Alkoholentzug – durch anfallsverhindernde Medikamente (Antikonvulsiva) reduziert werden.

Medikamente, die die Entwöhnung unterstützen

Acamprosat. Die Wirkung von Medikamenten, die die Entwöhnung unterstützen, ist weniger gut nachgewiesen. Um die Jahrtausendwende wurde große Hoffnung in die sogenannten »Anti-Craving-Substanzen« gesetzt, also Medikamente, die den Suchtdruck dämpfen. Hier wurde insbesondere der Wirkstoff Acamprosat (Campral) eingesetzt, der in Deutschland auch zugelassen ist, um Alkoholrückfälle zu verhindern. Dieser Wirkstoff wirkt selbst nicht dämpfend und angstlösend und hat kein eigenes Suchtpotenzial. In Folgestudien hat sich jedoch erwiesen, dass die Wirkung nicht so zuverlässig ist, wie zunächst angenommen. Inzwischen ist klar, dass Anti-Craving-Substanzen für sich alleine – also ohne eine psychotherapeutische Behandlung – Rückfälle nicht zuverlässig verhindern können.

Tipp

Medikamente ersetzen keine umfassende Behandlung

- Beim Entzug von Suchtmitteln sind Medikamente wichtig und hilfreich.
- Bei der Entwöhnung spielen sie eher eine untergeordnete Rolle. Acamprosat und Disulfiram können im Einzelfall als zusätzliche Therapiebausteine hilfreich sein. Sie ersetzen aber keinesfalls die Notwendigkeit, aktiv die alten Konsumgewohnheiten zu ändern und neue Lebensgewohnheiten zu festigen.

Disulfiram. Eine andere medikamentöse Methode bei der Entwöhnungsbehandlung beruht auf dem Prinzip des Aversionslernens – eine Art »Bestrafungstherapie«. Bei Alkoholabhängigkeit wird Disulfiram (Antabus) als Aversivum, also als Mittel, was einem den Alkoholkonsum verleidet, eingesetzt. Dieses Medikament wird täglich eingenommen. Es blockiert den Alkoholabbau. Wenn man also unter dem Einfluss des Medikaments Alkohol trinkt, tritt eine »Disulfiram-Alkohol-Reaktion« mit starker Übelkeit und Erbrechen, Kopfschmerz, Atemnot, Angst, Herzrasen und Schwindel auf. Die Patienten werden natürlich über diese Folgen aufgeklärt; die Therapie kann nur unter deren Mitwirken und Verständnis angewandt werden. Eventuell kann sogar ein ärztlich angeleiteter »Probetrunk« durchgeführt werden: Unter dem Einfluss von Disulfiram werden zwei bis drei Schlucke eines 40%igen alkoholhaltigen Getränks getrunken, woraufhin die Disulfiram-Akohol-Reaktion auftritt. Die therapeutische Idee ist, dass die äußerst unangenehme Reaktion mit dem Alkoholkonsum assoziiert wird und künftig den Alkoholkonsum unwahrscheinlicher macht. Der Einsatz von Disulfiram hat sich bei schwerer Abhängigkeit im Zusammenhang mit anderen Behandlungsbausteinen teilweise bewährt.

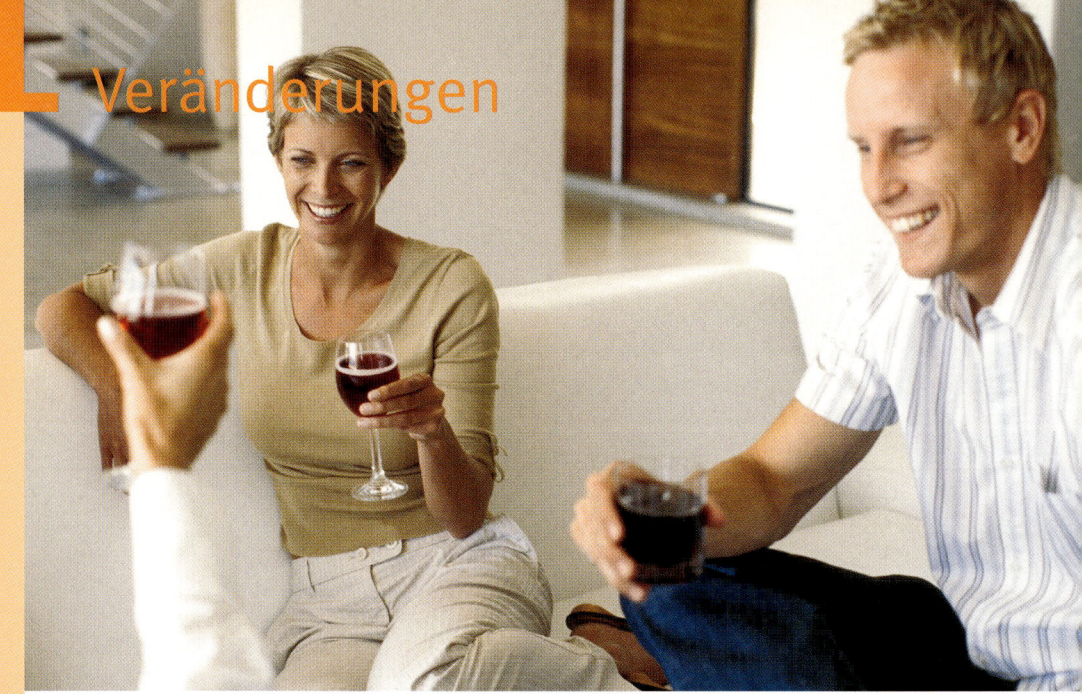

Kontrollierter Konsum – geht das?

Wir haben schon wiederholt darauf hingewiesen: Die klinische Erfahrung und wissenschaftliche Beobachtungen lehren, dass Menschen, die eine Abhängigkeitserkrankung entwickelt haben, nur mit einer recht geringen Wahrscheinlichkeit einen kontrollierten Konsum dauerhaft aufrechterhalten können. Aus diesem Grund empfehlen wir in Übereinstimmung mit den wissenschaftlichen Behandlungsleitlinien, dass bei Abhängigkeitserkrankungen der kontrollierte Konsum kein realistisches Behandlungsziel darstellt.

Für abhängige Menschen nahezu unmöglich

Gleichzeitig kennen wir viele Betroffene, die trotz einer Abhängigkeitserkrankung und trotz der Aufklärung zunächst keine Abstinenz, sondern lediglich eine Reduktion und damit Kontrolle ihres Konsums anstreben. Nicht wenige dieser Menschen finden dann selbst im Laufe ihrer Bemühungen um einen kontrollierten Konsum heraus, dass sie überfordert sind, dass die Kontrolle nicht hinreichend gelingt und dem Wesen der Erkrankung nicht gerecht wird, denn ein wichtiges Merkmal der Abhängigkeitserkrankung ist ja gerade der Kontrollverlust. Sie entscheiden sich dann zunehmend für das neue Ziel der Abstinenz. Aus diesem Grund ist unser Rat: Kontrollierter und reduzierter Konsum sind besser als unkontrollierter Konsum. Auch (und gerade) der kontrollierte Konsum fordert allerdings eine intensive Beschäftigung mit kritischen Situationen und mit dem eigenen Konsummuster, sodass wir auch in diesem Fall zu einer professionellen Begleitung raten.

Für Menschen, die alkoholabhängig sind, ist kontrollierter Konsum ein unrealistisches Ziel.

Bei Alkoholmissbrauch ist kontrollierter Konsum sinnvoll

Menschen, die keine Abhängigkeit entwickelt haben, aber einen Missbrauch betreiben, also bereits körperliche oder psychische Beeinträchtigungen durch den Konsum erlitten haben, und Menschen, die einen riskanten Konsum betreiben, können allerdings nachgewiesenermaßen von kontrolliertem Konsum profitieren. Viele Beratungsstellen und psychiatrische Institutsambulanzen bieten entsprechende Programme an.

Für Menschen, die noch nicht abhängig sind, aber dennoch zu viel trinken, ist kontrollierter Konsum sehr gut geeignet.

Ein wesentlicher Baustein des kontrollierten Konsums ist, dass Betroffene schriftlich festlegen, in welcher Situation und welcher Zeit sie welche Menge an Alkohol konsumieren dürfen. Dabei ist es auch wieder sehr hilfreich, andere Menschen in diese Planung einzubeziehen und mit diesen gemeinsam einen

Notfallkoffer zu packen, der Maßnahmen enthält, die im Falle des Scheiterns zur Verfügung stehen.

Erstellen Sie einen Alkoholkonsumplan

Die nachfolgende Tabelle kann als Anregung für einen Konsumplan dienen, der einen Zeitraum von einer Woche umfasst. Wir empfehlen unbedingt, auch die vorletzte Spalte ernst zu nehmen: die Ansprechperson. Wer ernsthaft kontrollierten Konsum betreiben möchte, erfährt eine gute Unterstützung, wenn jemand anderes eingeweiht ist, vom Vorhaben und den geplanten Mengen weiß und vielleicht sogar auch in der Situation dabei ist. Bezüglich der Mengen gelten natürlich die individuellen Gegebenheiten. Jemand, der von einem durchschnittlichen Tageskonsum von 80 g Alkohol kommt, wird auch unter den Bedingungen des kontrollierten Konsums andere Trinkmengen planen, als jemand, der sonst durchschnittlich 40 g Alkohol trinkt.

Wir empfehlen unbedingt, pro Woche an mindestens zwei Tagen eine Konsumpause vorzusehen und diese auch einzuhalten. Außerdem empfehlen wir, keine »harten Alkoholika« zu konsumieren.

Wichtig ist, dass der Plan wirklich im Voraus erstellt wird und an jedem Tag auch kurz bewertet wird, wie die Umsetzung funktioniert hat. Schließlich ist die Wochenbewertung wichtig, weil Sie sich selbst damit noch einmal vor Augen führen, was funktioniert hat und was vielleicht schwierig war. Es lohnt sich, die Wochenpläne aufzubewahren und gelegentlich zu vergleichen, sodass Veränderungen sichtbar werden. Mit solchen Plänen wächst nämlich der Anreiz, den Konsum nicht nur zu kontrollieren, sondern schrittweise weiter zu reduzieren.

Alkoholkonsumplan von _____ für die Woche vom _____ bis _____ Mitwirkung von: _____				
Situation	Tag	Konsum	Unterstützer	Bewertung
	Montag	Trinkpause		War erfolgreich!
Kneipe nach Feierabend, zusammen mit ein paar Arbeitskollegen	Dienstag, 20 bis 21 Uhr	3 Bier: 60 g Alkohol	Kumpel	Fiel mir schwer, hat aber funktioniert!
	Mittwoch	Trinkpause		Hat geklappt.
Fernsehabend	Donnerstag, 20 bis 23 Uhr	1 Wein	Ehefrau	Konnte nicht aufhören, ist 'ne ganze Flasche geworden.
Zusammensein nach Training im Sportverein	Freitag, 19 bis 23 Uhr	2 Bier: 40 g Alkohol	Trainer	Gut!
Ausflug mit Verein	Samstag, 10 bis 18 Uhr	2 Bier: 40 g Alkohol	Nachbar	Waren drei Bier. Mist.
Fernsehabend	Samstag, 20 bis 23 Uhr	1 Bier: 20 g Alkohol	Ehefrau	Jetzt hat es geklappt!
Großes Abendessen mit Freunden	Sonntag, 19 bis 21 Uhr	1 Glas Wein: 20 g Alkohol		War erfolgreich!

Bewertung der Woche:
Lief noch nicht ganz glatt, gewinne aber Übung in der Begrenzung. Insofern bin ich gar nicht unzufrieden und blicke zuversichtlich in die nächste Woche. Schwierig ist es, wenn ich abends mit der noch nicht leeren Flasche alleine bin, weil meine Frau schon im Bett ist.
Belohnung bei erfolgreichem Umsetzen des Plans: Kinobesuch.

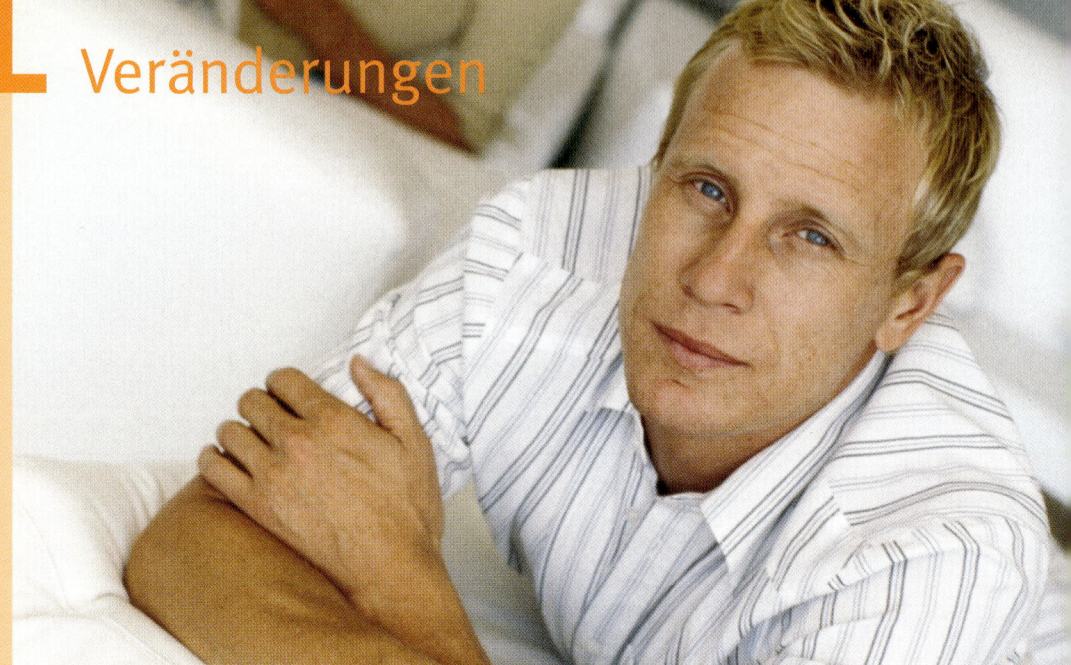

Ein Rückfall: was nun?

Rückfälle passieren! Das hat nichts mit Versagen zu tun! Fast jeder trockene Alkoholiker hat sie auf seinem Weg aus der Sucht erlebt.

Wesentliches Merkmal einer Sucht ist die mangelnde Kontrollierbarkeit. Wie wir schon mehrfach betont haben, ist das Suchtgedächtnis zum größten Teil als implizites Gedächtnis verankert – es unterliegt also nicht unserer willentlichen Kontrolle. Deshalb ist es weniger eine Frage des Willens, sondern vor allem der Erfahrungen, wie aktiv das Suchtgedächtnis ist und wie stark es zu Suchtdruck in bestimmten Situationen führt.

Nehmen Sie einen Rückfall also lieber als Alarmsignal, dass Ihr Suchtgedächtnis noch sehr aktiv ist. Machen Sie sich keine Vorwürfe und lassen Sie sich bitte nicht entmutigen. Viele Betroffene erleben Rückfälle auf dem Weg zur Abstinenz!

War es ein Ausrutscher oder ein »echter Rückfall«?

Es ist hilfreich, zwischen einem Ausrutscher (Lapse) und einem Rückfall (Relapse) zu unterscheiden. Der Ausrutscher bezieht sich auf einen begrenzten Konsum, der dann auch wieder beendet werden kann. Ein »großer Rückfall« dagegen bedeutet, dass jemand wieder trinkt und über mehrere Tage die alten Konsumgewohnheiten erlebt hat, ohne dies unterbrechen zu können.

- Falls Sie also einen »großen Rückfall« hatten, besteht die Gefahr, dass auch die »alten Mechanismen«, die den Konsum rechtfertigen und verheimlichen, wieder greifen. Deshalb empfehlen wir, dass Sie in diesem Fall wieder bei Stufe 1 (Absichtslosigkeit) beginnen und sich mit Ihrer aktuellen Einstellung zum Konsum auseinandersetzen (siehe S. 78 ff.).
- Kommen Sie zum Ergebnis, dass Ihr Rückfall ein Ausrutscher war und Sie anschließend wieder Kontrolle über Ihren Konsum erhalten haben, können Sie zunächst einmal stolz auf sich sein: Sie haben es geschafft, die alten Trinkgewohnheiten zu unterbrechen.

In beiden Fällen sollten Sie sich jedoch keine Vorwürfe machen, sondern versuchen, daraus zu lernen: Welche innere oder äußere Situation haben Ihr Suchtgedächtnis aktiviert? Welche Fähigkeiten fehlten Ihnen, um in der Situation anders zu reagieren? Was könnte Ihnen in dieser Situation beim nächsten Mal helfen, einen Rückfall zu vermeiden? Welche Ihrer Fähigkeiten benötigen noch mehr Training? Welche Merkmale einer kritischen Situation sind noch so schwierig, dass sie Sie derzeit überfordern? Lassen Sie sich von uns mitnehmen zu dieser hilfreichen Sicht auf einen Ausrutscher oder Rückfall und räumen Sie ihm eine Chance für Ihr weiteres Umgehen mit der Sucht ein!

Analysieren Sie die Auslösesituation

Wer einen Ausrutscher oder einen großen Rückfall dazu nutzen möchte, daraus für die Zukunft zu lernen, sollte die Bedingungen und Hintergründe dieses Ereignisses verstehen. Aus diesem Grund bietet sich an, es systematisch zu analysieren und zu verstehen.

ÜBUNG

Was hat den Rückfall ausgelöst?

Zur Rückfallanalyse bietet sich folgendes Schema an:

- Auslösende äußere Bedingungen: Was waren die äußeren Merkmale (Ort, Zeit, Menschen)?
- Auslösende psychologische Bedingungen: Welche Gefühle und Gedanken gingen dem Rückfall voraus?
- Was wäre hilfreich gewesen? Welche Fähigkeit, welche Verhaltensweise hätte mir geholfen, den Rückfall zu verhindern?

- Beendigung: Was hat mir geholfen, den Rückfall zu beenden?

Die Rückfallanalyse ist umso wirksamer, je mehr es gelingt, sie ressourcenorientiert durchzuführen, also in der Analyse bereits die Stärken und die Möglichkeiten für künftige bessere Bewältigung zu sehen.

Rückfälle passieren! Aber man kann daraus lernen

Oft ist das Ergebnis einer Rückfallanalyse, dass Betroffene mit den äußeren oder psychologischen Situationen noch überfordert waren. Oft ist es so, dass bei der Rückfallanalyse gar keine gänzlich neuen Erkenntnisse entstehen. Ein Rückfall ist selten ein Problem mangelnder Einsicht oder Erkenntnis. Dagegen offenbart die Rückfallanalyse meist, dass bestimmte Verhaltens- und Erlebensweisen, die hilfreich gewesen wären, noch zu wenig eingeübt wurden und deshalb in der kritischen Situation nicht hinreichend verfügbar waren. Die hilfreichen Verhaltensweisen sind umso wirksamer und verfügbarer, je mehr sie automatisiert wurden. Automatisierung erfordert wiederholte Übungen, möglichst unter unterschiedlichen Bedingungen. Deshalb weist eine Rückfallanalyse meist darauf hin, in welchen Bereichen noch Übungsbedarf besteht, um eine Automatisierung zu erreichen.

ÜBUNG

Welche Fertigkeiten fehlen noch? Was möchte ich mehr üben?

Häufige Ergebnisse von Rückfallanalysen und daraus abgeleitete Übungsempfehlungen sind:

Wurden Sie von anderen »überredet«, einen mitzutrinken, dann sollten Sie am besten erst im Rollenspiel und dann »im echten Leben« trainieren, solche Angebote abzulehnen. Bitten Sie jemanden, diese Situation mit Ihnen als Rollenspiel zu üben: Spielen Sie verschiedene Situationen durch, bei denen man Ihnen Alkohol anbieten bzw. aufdrängen könnte. Zum Beispiel bei der Arbeit, auf einer Betriebsfeier. Ein Kollege bietet Ihnen Alkohol an und Sie probieren die richtige Begründung aus, um ihn abzulehnen. Im Rollenspiel können Sie verschiedene Begründungen testen und prüfen, wie die Begründungen tatsächlich wirken. Sie können im Spiel auch testen, ob Ihre Ablehnung dem zunehmenden Drängen des Kollegen standhält.

Wenn es Alleinsein und Langeweile waren, die zum Rückfall führten, sollten Sie die Zeiten des Alleinseins noch besser vorausplanen, Ihren Notfallkoffer anpassen (siehe S. 105) und schauen, ob Sie noch mehr Sicherheitssysteme benötigen. Des Weiteren ist es ratsam, auch zu trainieren, die Langeweile besser ertragen zu können, sich auf unterschiedliche Weise noch besser mit sich selbst beschäftigen zu können. Bereiten Sie sich deshalb auf verschiedene Langeweilesituationen vor und überlegen sich Beschäftigungen für diese Situationen, sodass Sie dann, wenn die Situation besteht, nicht in ein »Loch« fallen, sondern eine Beschäftigung haben. Sie können zum Beispiel aufschreiben, was Sie in Ihrer Umgebung einmal genauer erkunden wollen. Wenn dann eine Langeweilesituation entsteht, schauen Sie auf die Liste und suchen den ersten Ort auf. Wichtig ist, dass Sie in einer guten und stabilen Phase die Vorbereitungen machen und dann in der kritischen Phase schon relativ genau wissen, was Sie tun könnten.

In Angst auslösenden Situationen besteht noch nicht genügend Sicherheit, sodass Betroffene in diesen Situationen weiterhin ihre Beruhigungsmedikamente bei sich führen und diese dann in ihrer Not doch benutzen. Die Angstübungen sollten dann unter intensivierten Bedingungen wiederholt werden, um häufig genug die Erfahrung gemacht zu haben, die jeweilige Situation auch ohne den »Schutz« der Medikamente zu meistern.

Ist professionelle Hilfe nötig?

Nach einem Rückfall ist es auch ratsam, sich mit der Frage auseinanderzusetzen, ob professionelle Hilfe nötig und hilfreich ist. Bei einem Ausrutscher, den Sie wieder unterbrechen konnten, kann schon ein einzelner Termin in einer Beratungsstelle oder einer psychiatrischen Institutsambulanz sehr aufschlussreich sein und Ihnen helfen, die Rückfallbedingungen noch besser zu erkennen. Haben Sie einen großen Rückfall erlitten, ist es in jedem Fall angeraten, professionelle Hilfe aufzusuchen.

»Ich weiß jetzt, was ich mir zumuten kann«

》》 Frau S. erzählt: »Ich habe in der Therapie gelernt, die gefährlichen Situationen viel besser zu erkennen. Ich weiß jetzt, welche Situation ich mir zumuten kann und was ich weiterhin meiden muss, um keinen Rückfall zu bauen. 《

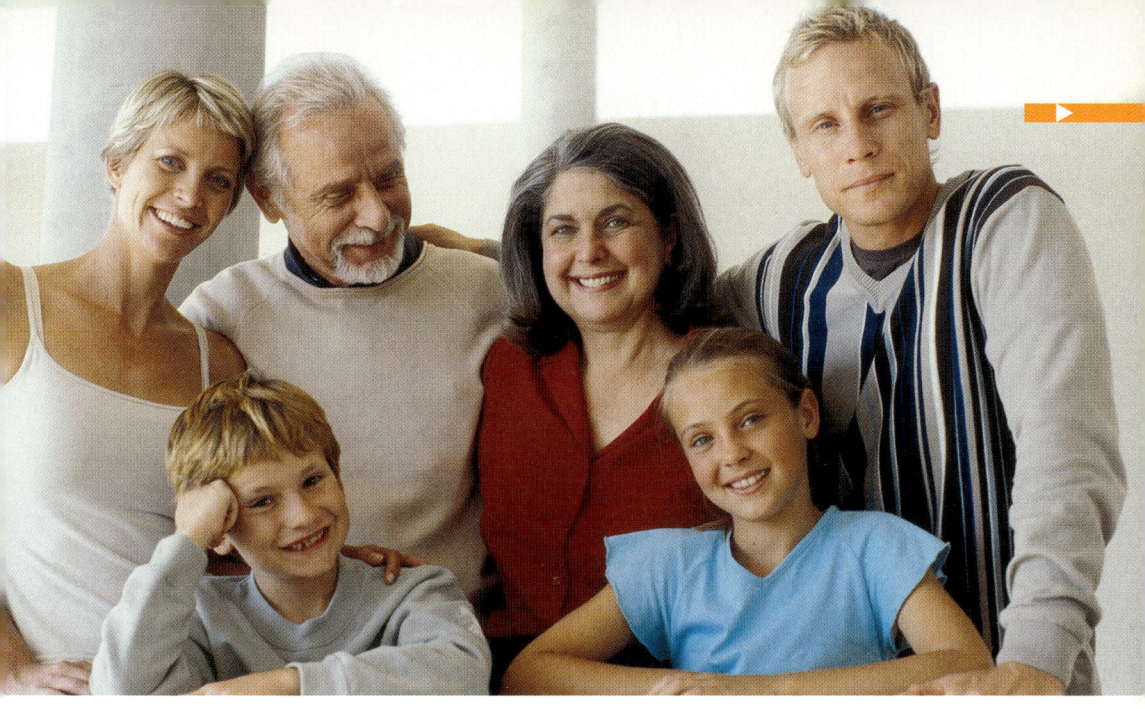

Was Angehörige wissen sollten

Angehörige und Nahestehende von abhängigkeitskranken Menschen sind immer durch die Suchterkrankung direkt betroffen; unabhängig davon, ob eine Co-Abhängigkeit vorliegt oder nicht. Die Suchterkrankung wirkt sich auf die Familie, die Beziehungen, das ganze Leben aus. Daher soll es in diesem Kapitel nicht nur darum gehen, wie die Angehörigen den Suchtkranken unterstützen können (siehe CRAFT-Modellprojekt, S. 133) oder welche Verhaltensweisen eher kontraproduktiv (co-abhängig) sind, sondern auch darum, was die Angehörigen selbst brauchen, wie sie besser für sich sorgen können.

Veränderungen

Co-abhängiges Verhalten erkennen und überwinden

Was Co-Abhängigkeit bedeutet und wie man testen kann, ob man sich so verhält, haben wir bereits auf S. 45–48 geschildert. Co-abhängiges Verhalten hilft weder dem suchtkranken Menschen noch Ihnen selbst. Im Gegenteil: Es schwächt Sie und den Betroffenen. Schauen wir uns an, was Frau E. dazu meint, die die typischen Phasen der Co-Abhängigkeit erlebte und ihrem abhängigen Mann lange Jahre geholfen hat, die Erkrankung zu verheimlichen (siehe S. 16).

»Ich habe häufig Schuldgefühle«

》》 Ich habe sehr darunter gelitten, dass wir gar nicht mehr unter Leute gehen konnten. Von unserem Freundeskreis hatten wir uns total zurückgezogen, weil ja keiner merken sollte, dass mein Mann alkoholkrank ist. Eines Tages habe ich mich meiner besten Freundin anvertraut und sie hat mir sehr zugeredet, eine Selbsthilfegruppe aufzusuchen. Leider konnte ich meinen Mann überhaupt nicht dazu bewegen mitzukommen. Beim Telefonat mit der Leiterin der Selbsthilfegruppe erfuhr ich aber, dass auch Angehörige willkommen sind – zur Not auch alleine. Dann ging ich eines Tages also da hin. Mir hat es sehr geholfen, endlich über alles zu sprechen. Auf einmal war ich nicht mehr allein. Die anderen haben ganz ähnliche Erfahrungen gemacht wie ich.

Nachdem ich einige Zeit in die Selbsthilfegruppe gegangen bin, habe ich mich dazu entschlossen, eine Psychotherapie zu machen. Mein Leben hat sich ja nur noch um die Sucht gedreht, ich habe immer für meinen Mann mitgedacht und alles so gedeichselt, dass keiner etwas merkt. In der Therapie ging es dann das erste Mal seit Langem tatsächlich um mich. Was will ich eigentlich? Im Grunde genommen wusste ich das gar nicht mehr. Es ist richtig ungewohnt, über meine Wünsche und Bedürfnisse nachzudenken. Es ist auch wirklich schwierig, etwas für mich zu tun, weil ich häufig Schuldgefühle habe. Eigentlich braucht doch vor allem mein Mann Hilfe, der trinkt doch immer noch. Trotzdem fühlt es sich auf der anderen Seite auch gut und richtig an, dass ich mich endlich wieder um mein eigenes Leben kümmere. 《

Im Prinzip treffen für die Co-Abhängigkeit viele Aspekte der Abhängigkeit zu – auch die Phasen der Veränderungsmotivation. Auch co-abhängige Menschen neigen am Anfang zur Leugnung des Problems, informieren sich über Veränderungs- und

Hilfemöglichkeiten, packen Veränderungen an, erleben Rückfälle und Versagen, sind äußerst erleichtert, wenn endlich Veränderungen erfolgen. Aus diesem Grund empfehlen wir auch
co-abhängigen Menschen, sich mit den einzelnen Phasen der
Veränderungsmotivation zu beschäftigen (siehe Kapitel »Die
fünf Stufen zur Abstinenz«).

Bei Frau E. war die Psychotherapie äußerst hilfreich und vielleicht sogar notwendig, um wirksame Veränderungen herbei-
zuführen.

Grundsätzlich empfehlen wir Angehörigen und Nahestehen-
den von Suchtkranken, sich mit den folgenden Überlegungen
zu beschäftigen.

Was hilft dem Abhängigen und was nicht?

Wir haben bereits gesagt, dass die Partner, Angehörigen und
sonstige nahestehende Menschen von abhängigkeitskranken
Betroffenen nahezu immer unter den Folgen und Begleitum-
ständen der Abhängigkeit leiden. Nicht selten entwickeln sich
daraus eigene Erkrankungen und Beschwerden wie Depressio-
nen, Schlafstörungen oder Schmerzen. Wie kommt das?

Sie haben lange genug gelitten! Sprechen Sie über Ihre Situation und nehmen die Hilfe an, die man Ihnen in Beratungsstellen und Selbsthilfegruppen bietet.

Typische – aber nicht hilfreiche – Einstellungen und Verhaltensweisen

Eine Suchterkrankung von Angehörigen begünstigt folgende
Erscheinungen:
- zu starke Verantwortungsübernahme;
- gering ausgeprägte Bereitschaft zum Mitteilen und Hilfesu-
  chen;
- die Erwartung, helfen zu können;
- fortwährende Erfahrung des Scheiterns;

> ▪ die Erfahrung des Scheiterns führt zu Gefühlen der Ohnmacht, aber auch der Wut und Schuldzuschreibung an die betroffene Person.

Schauen Sie mal, ob und welche dieser Aussagen auch auf Ihre Situation zutreffen könnten. Wenn Sie mit einem Suchtkranken zusammenleben, werden Sie vermutlich einige der Erscheinungen aus eigener Erfahrung kennen. Diese Verhaltensweisen sind verständlich und nachvollziehbar, aber eben langfristig nicht hilfreich, weder für Sie noch für den Betroffenen.

Hilfreiche Gedanken und Überlegungen

Auch wenn Sie mit einem Suchtkranken zusammenleben, ist es wichtig, Ihr eigenes Leben zu leben.

Hilfreich ist es dagegen, wenn Sie sich folgende Zusammenhänge klar machen und versuchen, danach zu handeln:

- Von Sucht betroffene Menschen sind erwachsen, sie bleiben eigenverantwortlich.
- Drohungen, Vorwürfe, Kontrollen, Verwöhnung und Versorgung sind selten wirksam; sie entmündigen und demütigen und haben damit schwächenden statt stärkenden Charakter.
- Es geht darum, klare Grenzen zu setzen, was man toleriert und was nicht.
- Fortwährende Diskussionen und Vorwürfe sind nicht hilfreich. Eine Suchterkrankung ist nicht vorrangig eine Erkrankung, die durch mangelndes Verständnis, mangelnde Einsicht und fehlenden Willen aufrechterhalten wird. Sie entzieht sich der Selbstbestimmung, ist eine Erkrankung, die professionelle Hilfe und eine Behandlung benötigt.
- Wer selbst geschwächt und hilflos ist, kann weniger wirksam Hilfe geben. Wer selbst psychisch stark ist, ein gesundes Selbstvertrauen hat und für sich sorgen kann, ist auch besser gewappnet für die Unterstützerrolle.

Was Sie für sich tun können

Menschen, die mit einem Suchtkranken zusammenleben, verlernen oft, sich selbst zu sehen, die eigenen Bedürfnisse zuzulassen, sich selbst ernst zu nehmen und die Grenzen der eigenen Hilfemöglichkeiten zu akzeptieren.

> Sorgen Sie gut für sich, kümmern Sie sich auch um Ihre Wünsche und Bedürfnisse!

- Fragen Sie sich, was Sie für sich selbst tun können.
- Wie können Sie so gut wie möglich leben, unabhängig davon, ob der abhängige Partner sich ändert oder nicht?
- Suchen Sie sich bei Bedarf therapeutische Hilfe.
- Könnte Ihnen eine Selbsthilfegruppe Unterstützung bieten? Was halten Sie von dieser Idee?
- Sollte es beim abhängigen Partner wiederholt zu unkontrollierten Ausbrüchen kommen und Sie Gewalt erleben, müs-

Tipp

Eigene Ressourcen stärken – sich in den Mittelpunkt rücken

Wer mit einem suchtkranken Angehörigen lebt, ist der Gefahr ausgeliefert, ihn immer stärker und sich selbst immer weniger in den Mittelpunkt zu rücken, sich mit den eigenen Wünschen und Bedürfnissen zu beschäftigen. Wir wollen Sie mitnehmen, diese Gedanken einmal bewusst auf sich selbst anzuwenden:

- Sich in den Mittelpunkt rücken ist nicht gleichbedeutend mit Egoismus.
- Eigene Stärken, beglückende Erfahrungen und Beschäftigungen sind »Ressourcen« und somit Kraftquellen.
- Hobbys helfen, Belastungen und negativen Gefühlen etwas entgegenzusetzen und fördern die eigene Unabhängigkeit von den aktuellen Befindlichkeiten des abhängigen Partners.

- Eigene Stärke und Stabilität hilft dem abhängigen Partner.
- Wem es gelingt, sich ausreichend abzugrenzen und für sich selbst gut zu sorgen, liefert dem suchtkranken Partner ein hilfreiches Modell einer möglichen Veränderung.
- Kontakte zu solchen Menschen, die einem gut tun und denen man nichts vormachen muss, sind hilfreich und wichtig.
- Wer sich körperlich gesund hält, tut damit auch etwas Gutes für seine Seele. Ausgewogene Ernährung, möglichst viel Bewegung, ausreichend Schlaf sind eine wichtige Grundlage für Stabilität und Lebensqualität.

sen Sie sich schützen. Wenn Ihnen das nicht gelingt, brauchen Sie dringend soziale Unterstützung. Sie können sich zunächst an Vertrauenspersonen wenden, falls es die gibt, besser noch an eine Beratungsstelle oder auch die Polizei. In solchen Fällen schützen Sie auch den Abhängigen vor sich selbst und möglichen schlimmeren strafrechtlichen Konsequenzen.

Hilfe und Selbsthilfe suchen

Nachdem man sich diese Zusammenhänge vor Augen geführt und verstanden hat, ist der nächste und sehr wichtige Schritt die Umsetzung. Meist ist dabei professionelle Hilfe oder die Mitwirkung in einer Selbsthilfegruppe hilfreich, weil auf diese Weise mehr Verbindlichkeit entsteht und das Nicht-kommunizieren-Dürfen, die Heimlichkeit aufhören. Bitte schauen Sie auch noch einmal in die Abschnitte auf S. 107 f., in denen es um die eigenen Lebensziele und -inhalte ging. Wie sieht Ihr eigener Lebensplan aus? Welche Lebensziele haben Sie? Und alle Vorschläge, die wir im Selbsthilfe-Kapitel machen, gelten nicht nur für die Betroffenen, sondern sind in weiten Teilen ebenfalls für die Angehörigen anwendbar.

Special: Wie Angehörige helfen können – das CRAFT-Projekt

In der jüngsten Zeit ist in Deutschland eine besondere Therapieform aus den USA bekannt geworden: CRAFT (Community Reinforcement and Family Training). Diese Therapie bezieht besonders die Angehörigen und Familien der Betroffenen ein. Der Begriff »Community Reinforcement« meint dabei: Betroffene werden für abstinente Phasen oder – je nach Vereinbarung – für Phasen mit reduziertem Suchtmittelkonsum belohnt. In der Sprache der Verhaltenstherapie bedeutet das: Abstinenz oder reduzierter Konsum werden verstärkt (reinforced). Im Rahmen dieser Therapie werden Angehörige darin angeleitet und – auch durch Rollenspiele und konkrete Übungen – darin unterstützt, möglichst hohe Anreize für abstinentes oder reduziertes Konsumverhalten zu schaffen. Ganz konkrete Inhalte entsprechender Trainingsprogramme für Angehörige wie Partner, Kinder oder Freunde sind:

- **Achtsamkeitstraining:** Wie nehme ich als Angehöriger die Signale des Betroffenen wahr, wie interpretiere ich sie und wie gehe ich auch achtsam mit mir selbst um?
- **Kontingenzmanagement:** Wie verstärke ich Abstinenz oder reduzierten Konsum des Betroffenen und wie gehe ich mit Vertragsverletzungen um?
- **Kommunikative Fähigkeiten:** Wie kommuniziere ich mit dem Betroffenen und meiner eigenen Umgebung? Wie kann ich als Angehöriger eigene Ziele in der Kommunikation besser erreichen?
- **Planung konkurrierender Tätigkeiten:** Welche Alternativen kann ich dem Betroffenen zum Suchtmittelkonsum bieten? Wie kann ich den Betroffenen darin unterstützen, ohne das Suchtmittel Kontakte zu pflegen, die Zeit zu strukturieren, Lebensfreude zurückzugewinnen?
- **Inanspruchnahme von Hilfen:** Welche Hilfen gibt es für Betroffene und deren Angehörige? In welchen Fällen sollte ich auf Hilfen zurückgreifen? Wie gehe ich mit meiner eigenen Scham um, wenn ich Hilfe in Anspruch nehme?
- **Förderung eigenständiger Tätigkeiten:** Wie kann ich den Betroffenen darin unterstützen, eigenständig aktiv zu werden und damit die Selbstwirksamkeitserwartung zu erhöhen?
- **Handlungsplan für Krisen:** Wie kann ich mich selbst und den Betroffenen gut auf Krisen vorbereiten?

CRAFT und ähnliche Programme werden zunehmend von Beratungsstellen und psychiatrischen Institutsambulanzen angeboten.

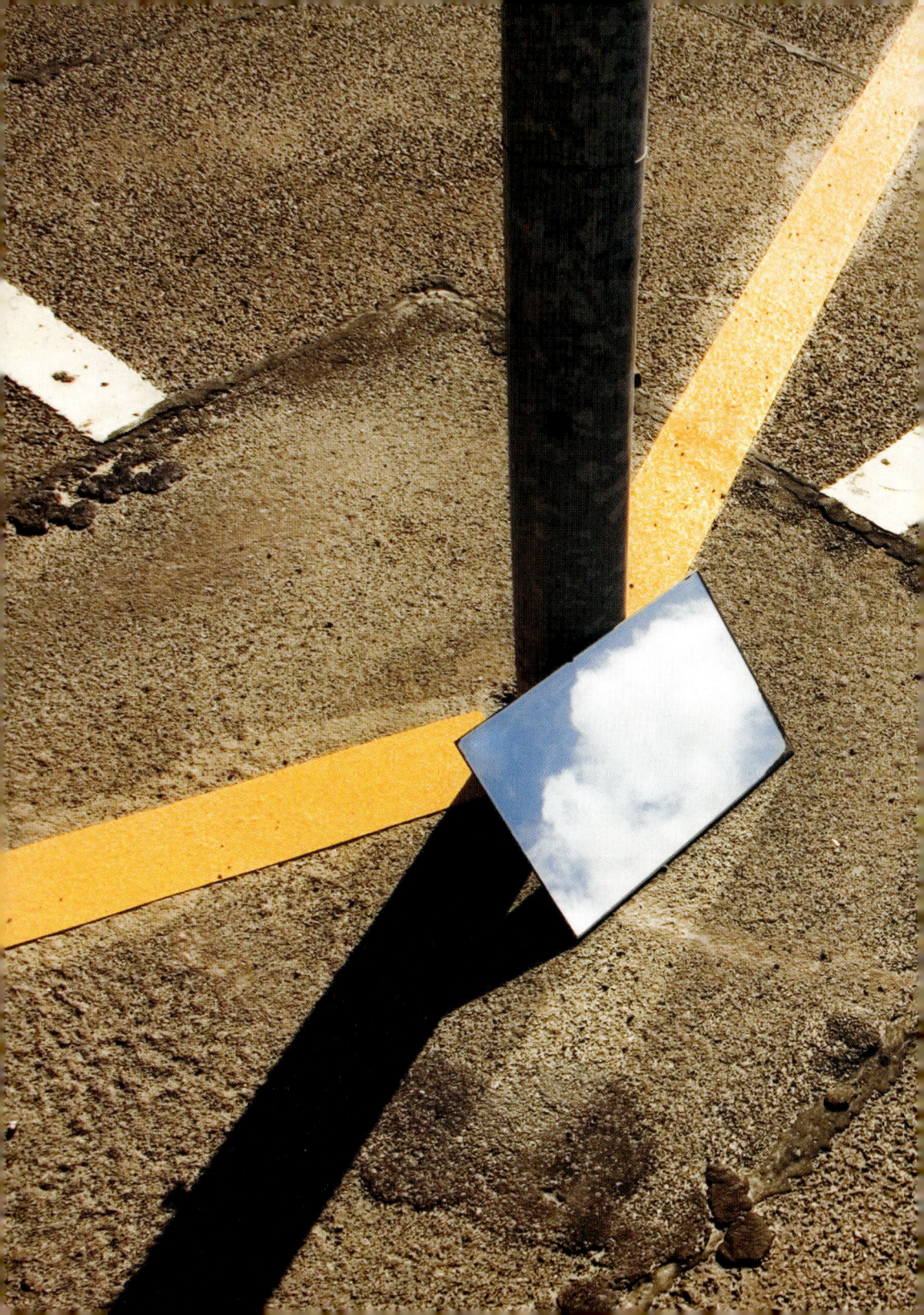

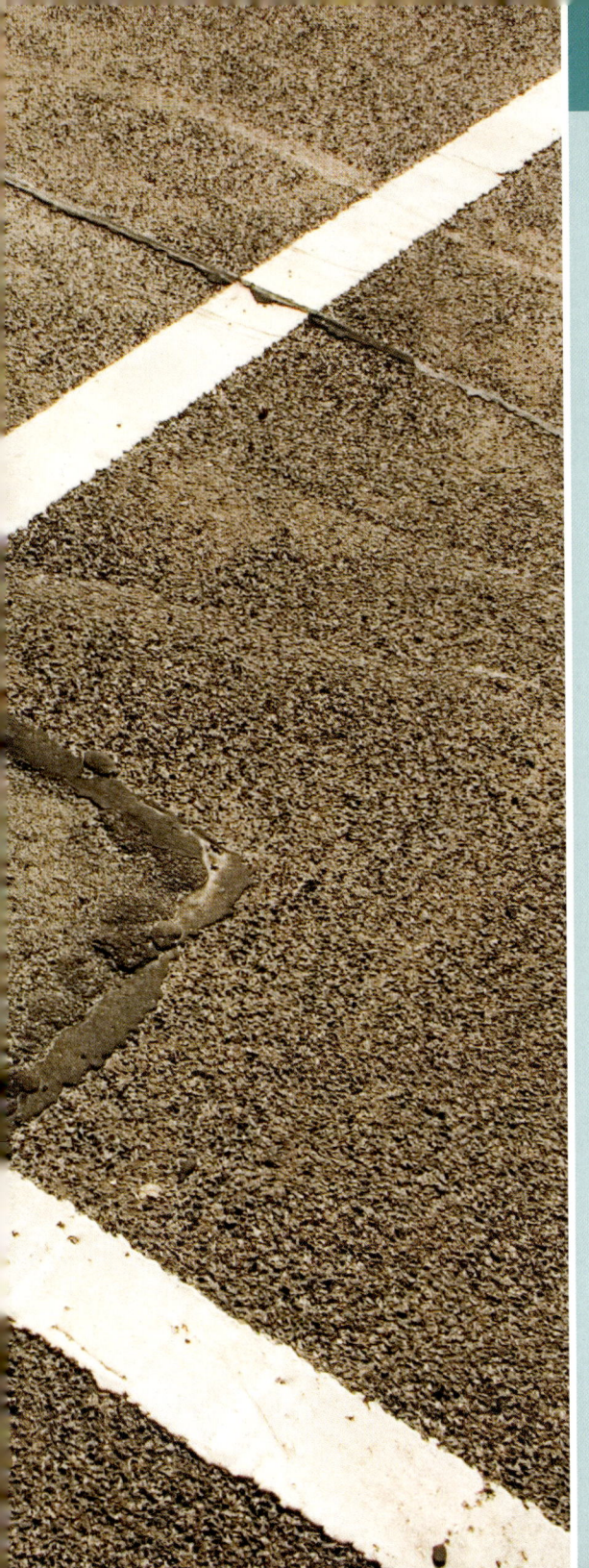

Stärken entdecken und fördern

Wir ermutigen Sie, Ihre eigenen Möglichkeiten, Chancen und Stärken in möglichst vielen Lebensbereichen zu entdecken und zu stärken. Hier erhalten Sie Anregungen, was bei der Bewältigung einer Abhängigkeit oder Co-Abhängigkeit hilfreich sein könnte.

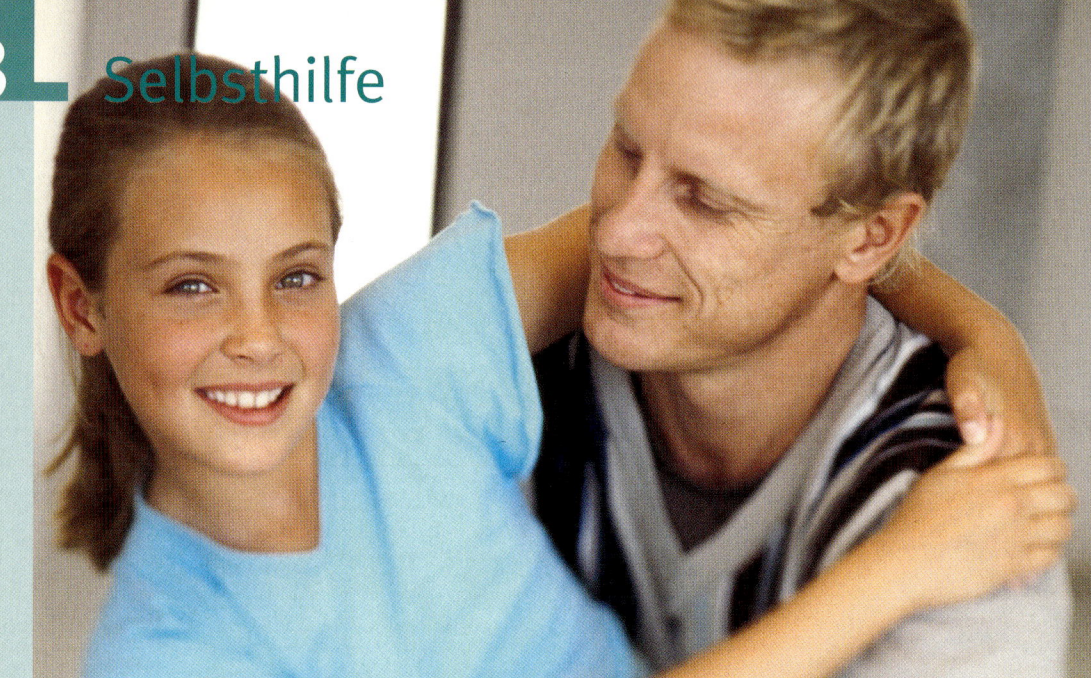

Im Kontakt mit anderen

Wir Menschen sind soziale Wesen. Schon ein Säugling kann nur überleben, wenn er es schafft, die Beziehung zur Mutter so zu gestalten, dass sie ihn ernährt und umfassend am Leben hält. Mit wenigen krankhaften Ausnahmen kommen wir alle mit erheblichen sozialen Grundfähigkeiten auf die Welt. In der weiteren Entwicklung spielt die Gestaltung von Beziehungen zu anderen Menschen eine ganz zentrale Rolle. Viele unserer Erlebens- und Verhaltensweisen werden durch unseren Umgang mit anderen Menschen geprägt.

Beziehungen pflegen, neue Kontakte knüpfen

In der Psychotherapie fällt uns häufig auf, dass einige Menschen ganz offensichtlich nicht viel Energie darauf verwenden, sich ihr soziales Umfeld gezielt so zu gestalten, wie es für sie selbst hilfreich ist. Wer einfach in dem Umfeld verharrt, in dem er schon lange ist, wer gegenüber Veränderung ängstlich oder bequem ist, wer seine eigenen Lebensideen nicht aus sich heraus entwickelt, nutzt eine wichtige Chance nicht, die wir Menschen haben: Die Chance der Selbstbestimmung. Die meisten Menschen könnten flexibel sein, sie könnten sich auf die Suche nach bestimmten anderen Menschen, nach einem Umfeld machen, das zu den eigenen Vorstellungen passt, das eine Anregung zum Wachsen und Reifen darstellt.

> Zur Selbstbestimmung gehört auch, den Kontakt zu Menschen zu suchen, die einem guttun.

Was hindert viele Menschen an dieser Selbstbestimmung? Sicherlich nicht nur Bequemlichkeit und Angst vor Neuem. Auch hierbei spielen Gewohnheiten eine ganz zentrale Rolle. Wir Menschen sind ganz wesentlich durch Gewohnheiten bestimmt und halten selbst an schädlichen Gewohnheiten fest. Dies lässt sich nicht nur bei der Sucht beobachten. Auch wenn missbrauchte Opfer in ihrem weiteren Lebensweg wieder in Opferrollen geraten, wenn Menschen sich immer wieder selbst schädigen und verletzen, wenn Menschen immer wieder ähnliche Sackgassen-Gedanken denken: All dies ist die Folge von Denk-, Fühl- und Verhaltensgewohnheiten.

Interessant ist, dass nahezu alle Menschen, die Veränderungen auf den Weg gebracht haben, die ihre Flexibilität weiter entwickelt haben, von sich sagen, dass das ihre Lebensqualität erhöht hat, sie sich freier und echter fühlen und gereift sind.

Angeregt durch diese Erfahrungen, möchten wir Sie ermutigen, selbst noch mehr darüber nachzudenken, wie Sie auch in ihrem Umgang mit anderen Menschen durch Gewohnheiten geprägt sind, wie Sie zu neuen, noch hilfreicheren Kontakten gelangen können. Unser Rat: Experimentieren Sie ein wenig mit Ihren Sozialkontakten, erweitern Sie Ihre Erfahrungen, aktivieren Sie Ihre Neugier auf Menschen, die ganz andere Hintergründe kennen und folgen Sie Ihrem Gespür dafür, wer Ihnen guttut und wer nicht!

3 Selbsthilfe

Wie sieht Ihr soziales Umfeld aus?

Um einmal die eigene soziale Umgebung zu bewerten, sind die folgenden Fragen hilfreich. Wir laden Sie ein, auch diese Fragen wieder einmal als Gedankenübung zu bearbeiten und sich zu jeder Frage intensivere Gedanken zu machen.

- Mit welchen Menschen fühle ich mich wohl?
- Welche Kontakte schaden mir?
- Verstärkt sich mein Suchtmittelgebrauch im Kontakt mit bestimmten Menschen?
- Benötige ich das Suchtmittel, um mit anderen Menschen in Kontakt gehen zu können?
- Hat das Suchtmittel dazu geführt, dass ich den Kontakt zu bestimmten Menschen vernachlässigt habe?
- Haben sich frühere Freunde von mir zurückgezogen?
- Fühle ich mich von anderen Menschen ausgenutzt?
- Wem kann ich mich anvertrauen?
- Wer kann mich unterstützen?

Wünsche und Bedürfnisse äußern

In diesem Abschnitt beschäftigen wir uns nicht mit Haben-Wünschen, also mit dem Besitzen. Es geht um Bedürfnisse psychologischer Art, also vorwiegend darum, sich anderen mitzuteilen, anderen Rückmeldung zu geben, von anderen Rückmeldung zu erhalten, andere um Mithilfe zu bitten oder auch zu viel Mithilfe abzulehnen.

Wer zunehmend gelernt hat, Dinge »mit sich selbst auszumachen«, wer immer weniger über die eigenen Gefühle, Wünsche und Bedürfnisse redet, läuft Gefahr, sich in eine eigene Welt zu verkriechen. Kommunikation mit anderen wird dann oberflächlich, unecht – unauthentisch. Ein Abgleich der eigenen psychischen Situation mit der äußeren Situation findet dann immer weniger statt.

Wir können ganz pauschal sagen: Wenn sich Menschen authentisch begegnen, haben sie ein Gespür dafür, was sie sich einander zumuten können, welche Wünsche sie mitteilen können. Im Umgang mit anderen zu erfahren, dass man sich auf diese Weise »öffnen« kann, ist eine allermeist bereichernde Erfahrung, die stärkend ist. Wünsche können durchaus auch ablehnender Art sein: Seinem Gegenüber angemessen mitzuteilen, dass man jetzt am ausführlichen Bericht über ein bestimmtes Ereignis eigentlich nicht interessiert ist, sich vom Gegenüber also abzugrenzen, ist die Mitteilung eines Bedürfnisses – eines Abgrenzungsbedürfnisses. Ein anderes Beispiel ist, jemanden um eine Rückmeldung zu bitten – vielleicht eine Arbeitskollegin.

ÜBUNG

Experimentieren mit Wünschen

Auch das Äußern von Wünschen und Bedürfnissen ist eine Frage der Übung und der Gewohnheitsbildung. Deshalb möchten wir Sie ermutigen, damit ein wenig zu experimentieren und neue Erfahrungen zu machen. Beispiele für Themen, die sich für diese Übung eignen, können sein:

- Intensivieren Sie ein eigenes Hobby und wünschen Sie sich Unterstützung für dieses Hobby.
- Suchen Sie sich Menschen, mit denen Sie gerne mehr Zeit verbringen würden.
- Planen Sie wöchentlich mindestens einen Termin, den Sie ganz alleine bestimmen und ausfüllen können.

Auch in einer Partnerschaft ist es wichtig, Wünsche und Bedürfnisse konkret zu benennen. Die folgende Geschichte macht deutlich, was in Partnerschaften passieren kann, wenn über Wünsche und Bedürfnisse zu wenig geredet wird:

Bei einem alten Ehepaar galt zeitlebens, dass er – und nicht sie – den Anschnitt des Brotlaibs aß. Als er – über 80-jährig – wegen seiner Zahnprobleme das nicht mehr konnte, stellte sich heraus: Sie mochte den Brotanschnitt sehr, dachte aber, dass er ihn ebenso mochte und ließ ihm den Vortritt. Er umgekehrt aß den Brotanschnitt, ohne ihn zu mögen, mit Rücksicht auf seine Frau, von der er glaubte, dass sie ihn ebenfalls nicht mag.

3 Selbsthilfe

Dieses kleine Beispiel einer Nichtkommunikation zeigt, dass Kommunikation nicht immer nur Selbstverständliches zutage fördert. Lassen wir uns doch diese Geschichte zum Anlass nehmen, unsere Kommunikationsgewohnheiten bewusst anzuschauen und durch Experimentieren zu erweitern!

Besuchen Sie eine Selbsthilfegruppe

Für viele Betroffene und Angehörige bieten Selbsthilfegruppen einen wichtigen Anlaufpunkt, den sie regelmäßig aufsuchen.

Auf den unterschiedlichen Wegen aus der Sucht machen viele Betroffene mit Selbsthilfegruppen gute Erfahrungen. Es gibt ganz unterschiedliche Organisationen und Konzeptionen von Selbsthilfegruppen. Am besten können natürlich immer Mitglieder von Selbsthilfegruppen Auskunft geben.

Was spricht für eine Mitwirkung in einer Selbsthilfegruppe?

■ Aus unserer Sicht ist das wichtigste Argument: Betroffene profitieren davon, mit anderen Menschen im Austausch über ihr Ergehen und über gelingende wie auch problematische Situationen zu bleiben. Nicht in jeder Lebenslage ist der eigene Drang nach Austausch gleich hoch, obwohl er sinnvoll und hilfreich wäre. Regelmäßig in einer Selbsthilfegruppe mitzuwirken, stellt einen äußeren Rahmen und eine Struktur dar, die diesen Austausch erleichtert.

■ Ein weiteres Argument für den Besuch von Selbsthilfegruppen ist, dass manche Betroffene auch weiterhin mit Menschen in vielfältigen Kontakten stehen, mit denen sie sich aber nicht über die eigene Suchtproblematik austauschen wollen. In den Selbsthilfegruppen dagegen ist der Austausch viel leichter, da ja alle Mitglieder entweder als selbst Betroffene oder als Angehörige von Betroffenen viel eigene Erfahrung im Umgang mit Suchtmitteln haben.

■ Traditionell sprechen Selbsthilfegruppen eher Menschen an, die bereits an einer Abhängigkeitserkrankung leiden. Menschen, die »lediglich« einen Missbrauch oder riskanten Konsum betreiben, aber noch keine Abhängigkeit entwickelt haben, sind seltener in Selbsthilfegruppen zu finden. Dennoch: Auch Suchtmittel missbrauchende Menschen profitieren von einem stärkenden Austausch, auch dann, wenn sie keine Abstinenz anstreben, sondern ihren Konsum reduzieren und kontrollieren wollen.

ÜBUNG

Informieren Sie sich über Selbsthilfegruppen

Da wir die Kraftquelle zwischenmenschlichen Austausches für so mächtig halten, empfehlen wir Ihnen als Betroffene oder Angehörige unbedingt, sich über verschiedene Selbsthilfegruppen in der Umgebung zu informieren. Nehmen Sie sich zumindest die Zeit, etwas in Erfahrung zu bringen und vielleicht mit einigen Menschen darüber zu reden. Vielleicht entsteht bei Ihnen ja der Eindruck, dass ein unverbindlicher Besuch interessant wäre – schädlich wird er kaum sein.

Wegen der großen Unterschiede der Selbsthilfegruppen empfehlen wir, dass Sie durchaus Informationen über verschiedene Gruppen aufsuchen und vielleicht sogar verschiedene Gruppen kennen lernen.

Die Nationale Kontakt- und Informationsstelle zur Anregung und Unterstützung von Selbsthilfegruppen (NAKOS) hilft bei der Suche nach einer der ungefähr 7500 Selbsthilfegruppen (Adresse siehe Service, S. 154).

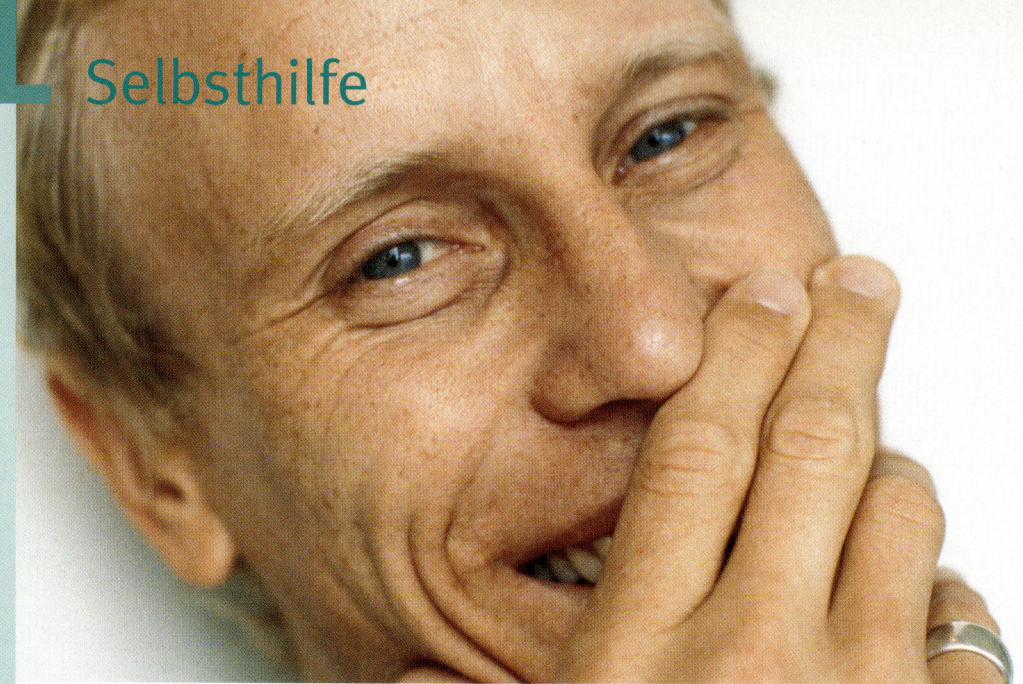

Im Kontakt mit mir

Die Abhängigkeit überwinden, bedeutet immer auch, andere Lebensbereiche zu stärken. Und das bedeutet oft, für sich selbst herauszufinden, womit man sich gerne beschäftigen möchte, wie man sein Leben gestalten möchte, was einem selbst gut tut. Die folgenden Themen bieten einige Anhaltspunkte, die bei dem Aufbau neuer Gewohnheiten und neuer Betätigungen hilfreich sein können.

Was tun Sie in Ihrer Freizeit?

Auch für die Freizeitgestaltung gilt das, was wir zum mitmenschlichen Umfeld dargelegt haben und was in der folgenden Frage angesprochen wird. Wollen Sie sich auf die Frage einlassen? Dann laden wir Sie ein, sich auch hierfür wieder etwas Zeit zu nehmen und sich intensiver mit diesem Thema auseinanderzusetzen:

Wie sieht Ihre Freizeitgestaltung aus?

Stellen Sie sich intensiv Ihre übliche Freizeitgestaltung vor. Gehen Sie nacheinander einen ganz üblichen Tag, dann ein Wochenende und schließlich eine Urlaubssituation durch und stellen sich für jede dieser drei typischen Freizeitsituationen folgende Fragen:

▪ Stärkt Sie Ihre Freizeitbeschäftigung?

▪ Dient Ihnen Ihre Freizeitbeschäftigung als Ausgleich für das, was Sie sonst in Ihren Pflichten leisten?

▪ Passt Ihre Freizeitbeschäftigung in Ihr persönliches Lebenskonzept?

▪ Wünschen Sie, dass sich diese Freizeitbeschäftigung so fortsetzt?

Wenn Sie diese Fragen für die einzelnen Freizeitsituationen überwiegend mit »Ja« beantworten können, dann praktizieren Sie Freizeitbeschäftigungen, die ganz offensichtlich hilfreich für Sie sind und Sie stabilisieren.

Wenn Sie allerdings feststellen, dass Ihre derzeitige Freizeitgestaltung Ihnen nicht wirklich gut tut, können Sie sich Gedanken dazu machen, was Sie bisher eigentlich daran gehindert hat, Ihre Freizeit passender und hilfreicher zu gestalten.

Aus unserer Beobachtung von uns selbst und aus der Begleitung von vielen Patienten wissen wir, dass weit verbreitete Freizeitbeschäftigungen – zum Beispiel viel fernsehen, sich ziellos im Internet bewegen, sich ausführlich mit Informationen und Zeitungen beschäftigen, die nicht wirklich stärkend sind, sondern eher »herunterziehen« – nicht als hilfreich und stabilisierend erlebt werden. Und dennoch: Viele Menschen investieren viel Lebenszeit in diese wenig hilfreichen Freizeitaktivitäten. Wir wollen an dieser Stelle nicht viel spekulieren und sehen auch wieder die Gewohnheitsbildungen als wesentlichen Grund.

Wenn Sie – vielleicht auch angeregt durch diese Fragen – etwas an Ihrer Freizeitgestaltung ändern wollen, dann packen Sie dieses »Projekt« an mit dem Bewusstsein, eine Chance nutzen zu können. Wenn es Ihnen nämlich gelingt, Ihre Freizeit mehr in

Übereinstimmung mit Ihrem Lebenskonzept zu gestalten und als wichtige Kraftquellen nutzen zu können, erschließen Sie sich neue Möglichkeiten, die Ihnen in Ihrer Lebensgestaltung gut tun.

Die eigene Authentizität stärken

Nahezu jeder Mensch hat ein recht gutes Gespür dafür, ob ein anderer Mensch, mit dem man sich beschäftigt, »echt« ist.

Merkmale von Authentizität

Ein Mensch erscheint uns als echt oder »authentisch«, wenn wir bei ihm unter anderem Folgendes wahrnehmen:

- In der Kommunikation stimmen verbale (sprachliche) und nonverbale (nicht sprachliche, also auch emotionale) Signale überein.
- Die Gefühle, die jemand in der Kommunikation äußert, können vom Kommunikationspartner nacherlebt werden.
- Ein eigener Standpunkt wird erkennbar. Dieser Standpunkt passt zum allgemeinen Leben des Kommunikationspartners. Er gerät nicht ganz schnell ins Wanken. Allerdings ist er nicht unveränderbar: Wenn genügend viele neue Erfahrungen und Erkenntnisse vorhanden sind, ist ein authentischer Mensch in der Lage, seinen Standpunkt weiterzuentwickeln. Die Entwicklung des Standpunkts wird von der Umgebung als wirkliche Weiterentwicklung erlebt und nicht als leichtfertige und oberflächliche Anpassung an neue Bedingungen.
- Authentische Menschen sind konfliktfähig. Sie suchen keine Konflikte, können aber Konflikte mit angemessenen Mitteln gestalten.

Authentische Menschen wirken auf ihre mitmenschliche Umgebung häufig wohltuend, vor allem dann, wenn sie zusätzlich wertschätzend sind. Wer authentisch ist, hat damit zusätzlich eine Kraftquelle für sich selbst und ist psychisch stabiler. Aus diesem Grund ist es hilfreich, sich über die eigene Authentizität Gedanken zu machen und darüber, wie diese Echtheit bei sich selbst noch weiterentwickelt werden kann. Viele der Themen, die in diesem Buch angesprochen werden, führen zur Weiterentwicklung der Authentizität.

Lernen, sich Gutes zu tun

Laien haben gelegentlich die Vorstellung, von Sucht betroffene Menschen seien quasi Experten darin, sich etwas Gutes zu tun und ein genussvolles Leben zu führen. Das Gegenteil ist der Fall: Eine Sucht hat äußerst selten etwas mit Genuss zu tun, zumindest im Falle einer ausgeprägten Abhängigkeit. Wer »nur« riskant oder gar schädlich konsumiert, verbindet mit dem Suchtmittel unter Umständen noch Genuss – allerdings ist es ein bedrohlicher, weil schädigender Genuss.

Interessant – und für viele überraschend – ist es, dass auch das Genießen von Übung und Erfahrungen abhängig ist. Menschen entwickeln im Laufe ihres Lebens auch bezüglich ihres Genussverhaltens hilfreiche oder hinderliche Gewohnheiten. So, wie ängstliche und depressiv machende Gedanken die Angst und Depression verschlimmern und entsprechende Teufelskreise entstehen, so gilt auch umgekehrt: Genießen können setzt eine achtsame Wahrnehmung voraus, beinhaltet eine Schärfung der nach außen und nach innen gerichteten Sinne und das Entdecken von Schönem. Wer sich Gutes tun kann, entwickelt eine Sicht, die das Gute und Angenehme immer schneller erkennt, die das Erleben von Genuss immer wahrscheinlicher macht: Ein oftmals hilfreicher Kreislauf entsteht.

> Auch Genießen kann man lernen und üben, je öfter man es bewusst in den Alltag einbaut, desto leichter gelingt es und desto reicher und befriedigender wird das Leben.

Was halten Sie von den folgenden Genussregeln?

Wir laden Sie ein, sich zunächst einmal mit den folgenden Genussregeln zu beschäftigen. Denken Sie ruhig über jede einzelne Regel nach, prüfen Sie, wieweit diese Regel auch für Sie zutreffen könnte und wie sehr Sie diese Regel bisher – bewusst oder nicht bewusst – beherzigt haben.

- Genuss braucht Zeit – Genuss geht nicht nebenbei.
- Ohne Erfahrung kein Genuss.
- Weniger ist mehr – Reizüberflutung behindert Genuss.
- Genuss muss erlaubt sein (es gibt keine Genusstabus).
- Genuss ist Geschmackssache.
- Genuss ist alltäglich.

3 ∟ Selbsthilfe

»Dürfen« Sie genießen? Oder haben Sie ein »inneres Genussverbot«?

Voraussetzung fürs Genießen ist, dass keine »Lebensregel« und kein »Oberplan« existieren, die aus irgendwelchen Gründen Genuss verbieten. Prüfen Sie deshalb, ob Sie den zwei Sätzen »Es darf mir gut gehen!« und »Ich darf neue Erfahrungen sammeln und Neues ausprobieren« aus vollem Herzen zustimmen können. Wenn nicht, dann ist zunächst psychologische Arbeit notwendig, um das »Genussverbot« besser zu verstehen und hoffentlich ändern zu können.

> **ÜBUNG**
>
> ### Wie sieht Ihr persönlicher Genuss aus?
>
> Im zweiten Schritt lohnt es sich, über die folgenden Fragen nachzudenken (und – wie immer bei unseren Anregungen – einige Stichworte schriftlich zu notieren):
>
> ▎ Was genießen Sie ganz persönlich?
> ▎ Welche »Genussoasen« sind Ihnen in Ihrem Alltag verfügbar?
> ▎ Was stimuliert Ihre fünf Sinne (Sehen, Hören, Riechen, Schmecken, Tasten/Fühlen)?

Genießen üben

Die folgenden zwei Übungen können Anregungen für neue Erfahrungen sein, die Sie übernehmen und erweitern oder als eine Idee für noch andere Erfahrungen nutzen können.

Der Übungsvorschlag für ein genussvolles Frühstück verdeutlicht bereits, dass Vorbereitung und Zeit und damit eine bewusste Entscheidung erforderlich sind. Manche Menschen machen dabei die Erfahrung, dass sich trotz des dafür erforderlichen früheren Aufstehens ein »gutes Gefühl« einstellt und sie Kraft für den Tag gewinnen.

Viele Kliniken bieten vor dem Frühstück auch Frühsport, Kneipp'sche Güsse und Ähnliches an. Auch hier ist es wieder so, dass viele Menschen erleben, dass ihnen das gut tut, auch wenn es zunächst mühsam und unbequem erscheint.

Auch die Gedankenübung benötigt Zeit. Menschen, die ähnliche Gedankenübungen öfters praktizieren, machen die Erfahrung, dass diese von Mal zu Mal besser gelingen und wirklich automatisierbar sind. Wer schöne Erfahrungen in Gedanken

Genussvolles Frühstück für einen guten Beginn des Tages

Sorgen Sie schon am Vortag für die nötigen Lebensmittel. Gibt es etwas Neues, was Sie ausprobieren möchten? Suchen Sie sich einen Platz zum Frühstück, der Ihnen angenehm ist, vielleicht ein anderer als sonst. Decken Sie den Tisch liebevoll, genießen Sie die Farben, das Licht, das Aroma der Genussmittel. Nehmen Sie sich Zeit für das Frühstück, erleben Sie Ihre Sinne – Sehen, Hören, Riechen, Schmecken, Fühlen – ganz bewusst. Vielleicht beißen Sie in ein knuspriges Brötchen und nehmen dabei jeden Bissen achtsam wahr. Kauen Sie langsam, spüren Sie den Geschmack im Mund, schließen Sie zwischendurch die Augen. Nehmen Sie mit jedem Bissen Energie für den Tag auf und achten Sie darauf, wie sich allmählich ein Sättigungsgefühl einstellt. Fehlt noch etwas, um das Mahl abzurunden? Hat Sie das Essen an Leib und Seele satt gemacht? Bleiben Sie noch eine Weile und spüren Sie den Sinneswahrnehmungen nach. Möchten Sie die Erfahrung wiederholen? Was möchten Sie beim nächsten Mal verändern?

Stellen Sie sich eine Situation vor, in der Sie sich wohlgefühlt haben

Versuchen Sie, an eine Situation zu denken, in der Sie sich wohlgefühlt haben. Es kann ein Moment sein, in dem Sie etwas Schönes betrachtet oder die angenehme Wärme der Sonne auf Ihrer Haut gespürt haben, jemand freundlich zu Ihnen war, Ihnen etwas gut gelungen ist. Sie können auch an einen früheren Urlaub denken, ein angenehmes Bild oder Gefühl einer Szene. Versuchen Sie sich zu erinnern, was Sie wahrgenommen haben. Wie fühlt es sich im Körper an, wenn Sie daran denken? Auch Gedanken an etwas Schönes sind eine Ressource. Wenn Sie möchten, können Sie gute Erfahrungen wie einen Schatz sammeln und in Ihrem Erleben stärken.

bereit hat und jederzeit abrufen und aktivieren kann, hat damit einen regelrechten Schatz, der stets verfügbar ist.

Beide Übungsbeispiele sollen auch zeigen, dass wir vorrangig nicht an ganz große Erlebnisse denken. Es sind insbesondere die kleinen genießerischen Situationen, die im Alltag wichtig sind. Deshalb möchten wir Sie sehr ermutigen, in Ihrem Alltag solche Genussoasen zu kultivieren und Ihre Fähigkeit zu genießen stets zu üben und zu verbessern.

Bewegen Sie sich

Bewegung und körperliche Aktivität gehören zu den Grundbedürfnissen des Menschen und haben vielerlei positive Auswirkungen.

Die Natur hat unseren menschlichen Körper so geschaffen, dass er mit Belastung umgehen muss und durch Belastung trainiert wird. Körperliche Aktivität gehört – auch wenn manche Menschen das zunächst gar nicht so erleben – zu den Grundbedürfnissen. Sport ist nicht nur körperlich gesund, sondern sorgt auch für einen seelischen Ausgleich. Interessant ist, dass in jüngster Zeit zunehmend nachgewiesen werden konnte, dass regelmäßige körperliche Betätigung eben auch bei psychischen Instabilitäten und sogar bei psychischen Erkrankungen – insbesondere der Depression – hilfreich und heilsam ist.

Wie häufig und wie intensiv soll man sich körperlich betätigen? Als Faustregel gilt: Körperliche Aktivitäten drei- bis viermal pro Woche über jeweils mindestens 30 Minuten. Dabei soll man durchaus ins Schwitzen kommen. Zu den Sportarten, die das Herz-Kreislauf-System trainieren, gehören Laufen, Radfahren, Schwimmen. Probieren Sie aus, was Ihnen auch Spaß macht – wenigstens ein bisschen. Ob es Nordic Walking allein oder in einer Gruppe ist, Sport in einem Verein oder vielleicht das Heimtrainingsgerät zu Hause, das jederzeit verfügbar ist. Wichtig ist eine gewisse Regelmäßigkeit, sodass Sie bereits nach wenigen Wochen einen Trainingseffekt spüren.

Warum ist Bewegung gerade bei Suchtproblemen hilfreich?

Zum einen reguliert Sport Körperfunktionen, die durch den Suchtmittelgebrauch beeinträchtigt werden. Die Blutdruckregulation stabilisiert sich, längerfristig sinkt ein erhöhter Blutdruck. Der Muskelaufbau wird gefördert, überschüssiges Fett abgebaut. Die Blutzuckerregulation verbessert sich, der gesamte Stoffwechsel wird angeregt. Man entwickelt wieder mehr Wahrnehmung für Hunger und Sättigung, nach körperlicher Betätigung steigt auch die Genussfähigkeit. Sport führt außerdem zur Ausschüttung von Botenstoffen im Gehirn – unter anderem werden die körpereigenen Opiate, die Endorphine – vermehrt ausgeschüttet. Sie verbessern die Stimmung und wirken damit antidepressiv. Somit ist es auch ohne Suchtmittel von außen möglich, körpereigene »Glückshormone« freizusetzen und das »Belohnungssystem« anzuregen. Allerdings muss man sich dafür zunächst mehr anstrengen. Zieht man jedoch in Erwägung, wie viel Kraft – langfristig gesehen – durch eine Suchterkrankung abgezogen wird, relativiert sich die Mühe: Auch hierbei werden kurzfristige (Mühsal) und langfristige positive Effekte unterschieden.

Manche Menschen betreiben allerdings auch Sport wie eine Sucht. Wer die Erfahrung macht, dass der Sport immer wichtiger wird, andere Lebensbereiche vernachlässigt werden und sich gar körperliche Entzugssymptome bei einer Sportpause einstellen, sollte sich ernsthaft Gedanken machen über eine mögliche suchtartige Entwicklung des Sports.

Wegen der unbestreitbar positiven körperlichen und psychischen Auswirkungen wollen wir Sie ermutigen, einmal mit Sport zu experimentieren – falls Sie es nicht schon tun. Eine schöne Eigenschaft vieler Sportarten ist, dass sie sich in der Gruppe ausüben lassen und dann auch Sozialkontakte ermöglichen.

Wir wollen Ihnen die Aussage eines Kollegen mit auf den Weg zum sportlichen Experimentieren geben: »Ich habe es nie erlebt, dass jemand es schafft, seine depressive Stimmung während des Badmintonspielens aufrechtzuerhalten!«

3 Selbsthilfe

Wieder schlafen lernen

Bei einer Abhängigkeit von Beruhigungsmedikamenten spielt oft der Schlaf eine wichtige Rolle: Die Medikamente helfen beim Ein- und Durchschlafen. Nach der Reduktion oder dem Absetzen der Medikation erleben Betroffene häufig Schlafschwierigkeiten. Deshalb ist es bei der Entwöhnung von Beruhigungsmedikamenten wichtig, Strategien zur Schlafförderung zu erlernen.

Auch der Schlaf ist lernbar – Schlafen ist durch »Übung« und bisherige Erfahrungen geprägt und damit in höchstem Maße gewohnheitsabhängig.

Bei den psychologischen Methoden zur Verbesserung des Schlafes gibt es vor allem die Methode der abgestuften Schlafrestriktionsbehandlung. Diese Methode ist zwar anfänglich sehr anstrengend, hat aber den großen Vorteil: Wer die abgestufte Schlafrestriktion umsetzt, wird mit sehr großer Wahrscheinlichkeit ein spürbare Verbesserung seines Schlafverhaltens erreichen.

Wer einen dauerhaft unbefriedigenden Schlaf hat und eine Verbesserung erreichen möchte, muss wissen, dass das Verlernen der bisherigen – wenig hilfreichen – Schlafgewohnheiten und das Neulernen hilfreicherer Schlafgewohnheiten Kraft und Zeit benötigen.

Wie funktioniert das gestufte Schlafrestriktionsprogramm? Wir erläutern Ihnen im Folgenden die drei wesentlichen Schritte. Es ist wichtig, dass Sie alle drei Schritte schriftlich planen und protokollieren, sonst verlieren Sie die Übersicht.

1. Schritt: Schlafprotokoll anfertigen

Zunächst ist es wichtig, ungefähr zu wissen, wie viele Stunden Sie schlafen. Dafür ist ein Protokoll erforderlich, das Sie an ungefähr drei aufeinanderfolgenden Nächten machen sollten. Notieren Sie sich für jede der drei Nächte, wann Sie zu Bett gehen, wann Sie wahrscheinlich eingeschlafen sind, wann Sie wach wurden und wieder einschliefen und wann Sie aufgestanden sind. Das folgende Protokollschema kann dafür hilfreich sein.

Schlafprotokoll, Phase 1: Abschätzung der Schlaf- und Wachzeit	
Datum:	
Wann (Uhrzeit) bin ich zu Bett gegangen?	
Wann (Uhrzeit) bin ich ungefähr eingeschlafen?	
Wann (Uhrzeit) bin ich ungefähr aufgewacht?	
Wann (Uhrzeit) bin ich wieder eingeschlafen?	
Wann (Uhrzeit) bin ich aufgewacht?	
Wann (Uhrzeit) bin ich aufgestanden?	
Ungefähre Zeit (Stunden, Minuten), die ich – wachend und schlafend – im Bett verbracht habe:	
Ungefähre Zeit (Stunden, Minuten), die ich wahrscheinlich geschlafen habe:	

Wichtig ist die letzte Angabe: Die geschätzte Schlafzeit.

2. Schritt: Schlafrestriktion

Im Schritt der Schlafrestriktion gilt ganz eisern folgende Regel: Verbringen Sie nur die Zeit im Bett, die Sie auch schlafen – oder Sexualität erleben. Also: Wenn Sie in den Protokollnächten im Durchschnitt vier Stunden geschlafen haben, ist jetzt Ihre Aufgabe, so zu Bett zu gehen und so aufzustehen, dass Sie nur vier Stunden im Bett verbringen. Das bedeutet, dass Sie bei einer geplanten Aufstehzeit von 6 Uhr tatsächlich erst um 2 Uhr zu Bett gehen dürfen. In dieser Phase dürfen Sie übrigens außerhalb des Nachtschlafs keinen Schlaf zulassen – Sie müssen unbedingt Mittagschlaf und sonstige Schlafphasen vermeiden!

Ist auch in der verkürzten Nacht der Schlaf schlecht oder unterbrochen, müssen Sie die geplante Schlafzeit weiter verkürzen. Erst wenn Sie drei Nächte hintereinander einen guten Schlaf hatten, dürfen Sie die Bettzeit schrittweise (maximal um je-

Führen Sie auch in dieser Phase ein Schlafprotokoll!

weils eine halbe Stunde) verlängern. Wird der Schlaf wieder schlechter, müssen Sie die Bettzeit wieder verkürzen.

Durch die Verkürzung der Schlafzeit lernt der Körper wieder, tief zu schlafen.

Der Hintergrund dieser Schlafrestriktion ist: Sie werden bei reduziertem Schlaf natürlicherweise sehr müde, sodass dann, wenn Sie sehr spät ins Bett gehen, der Schlafdruck so hoch ist, dass ein tiefer Schlaf quasi garantiert ist. In dieser Phase lernt der Körper wieder, tief zu schlafen. Und er lernt, das Bett mit Schlaf zu verbinden, zu assoziieren. Nicht mit quälendem Wachsein.

Da in dieser Phase alte intensive Schlafmuster verändert werden und der Organismus gänzlich Neues lernt, benötigt diese Phase nach unserer Erfahrung durchaus einige Wochen. Rechnen Sie deshalb mit einem längeren Zeitraum: Ungefähr 8 bis 12 Wochen sind realistisch. In dieser Zeit ist es besonders hilfreich, Unterstützung von anderen zu haben, zum Beispiel beim Wachbleiben.

3. Schritt: Normalisierung

In diesem Schritt geht es darum, dass Sie sich wieder von der schriftlichen Planung entfernen und Ihren spontanen Schlafrhythmus finden. Dabei sollen Sie weiterhin beachten, dass Sie nicht wieder in die alten Schlafmuster verfallen. Mehrere schlechte Nächte sollten Sie deshalb mit erneuter Schlafrestriktion beantworten.

Service

Adressen und Internetseiten

Die BZgA und die DHS stellen umfassende und wichtige Literatur, Broschüren und Adressen zur Verfügung – vieles davon kostenlos.

Bundeszentrale für gesundheitliche Aufklärung (BZgA)
Ostmerheimer Str. 220
51109 Köln
Tel.: 0221/899 20
E-Mail: poststelle@bzga.de (für Anfragen, Mitteilungen)
E-Mail: order@bzga.de (für Bestellungen)
www.bzga.de

Deutsche Hauptstelle für Suchtfragen (DHS) e.V.
Westenwall 4,
59065 Hamm
Tel.: 02381/901 50
E-Mail: info@dhs.de
www.dhs.de

Im Internet gibt es ein Verzeichnis aller Beratungsstellen in Deutschland, sortiert nach den Städten:
www.alkohol-hilfe.de/beratungsstellen/beratungsstellen.htm

Selbsthilfeverbände

Anonyme Alkoholiker Interessengemeinschaft e.V.
Gemeinsames Dienstbüro
Waldweg 6
84177 Gottfrieding-Unterweilnbach
Tel.: 08731/32 57 30
www.anonyme-alkoholiker.de

AWO Arbeiterwohlfahrt Bundesverband e.V.
Heinrich-Albertz-Haus
Blücherstr. 62/63
10961 Berlin
Tel.: 030/26 30 90
E-Mail: info@awo.org
www.awo.org

Blaues Kreuz, Bundesverband e.V.
Geschäftsstelle
Julius-Vogel-Straße 44
44149 Dortmund
Tel.: 0231/586 41 32
E-Mail: bke@blaues-kreuz.org
www.blaues-kreuz.org

Freundeskreise für Suchtkrankenhilfe, Bundesverband e.V.
Selbsthilfeorganisation
Untere Königsstr. 86
34117 Kassel
Tel.: 0561/78 04 13
E-Mail: mail@freundeskreise-sucht.de
www.freundeskreise-sucht.de

Service

Kreuzbund e.V., Selbsthilfe- und Helfergemeinschaft für Suchtkranke und deren Angehörige
Bundesgeschäftsstelle
Münsterstr. 25
59065 Hamm
Tel.: 02381/67 27 20
E-Mail: info@kreuzbund.de
www.kreuzbund.de

Die Nationale Kontakt- und Informationsstelle zur Anregung und Unterstützung von Selbsthilfegruppen (NAKOS) hilft bei der Suche nach einer der ungefähr 7 500 Selbsthilfegruppen:

NAKOS
Wilmersdorfer Str. 39
10627 Berlin
Tel.: 030/31 01 89 60
E-Mail: selbsthilfe@nakos.de
www.nakos.de

Ein Verzeichnis der Selbsthilfegruppen für Betroffene und deren Angehörige gibt es unter:
www.alkohol-hilfe.de/SHG/gruppen.htm

Telefonseelsorge
Die Telefonseelsorge ist bundesweit kostenlos rund um die Uhr zu erreichen unter:
Tel.: 0800/111 0 111 oder 0800/111 0 222

Bücher zum Weiterlesen

Für Menschen, die zu viel trinken, jedoch nicht alkoholabhängig sind:
Körkel J. Damit Alkohol nicht zur Sucht wird – kontrolliert trinken. Zehn Schritte für einen bewussteren Umgang mit Alkohol. Stuttgart: TRIAS Verlag in MVS Medizinverlage; 2008

Buch aus der Sicht eines Betroffenen:
Borowiak S. ALK. Fast ein medizinisches Sachbuch. Frankfurt a. M.: Eichborn; 2006

Für Menschen, die parallel zur Suchterkrankung an einer Angsterkrankung oder Depression leiden:
Dehner-Rau, C, Rau H. Ängste verstehen und hinter sich lassen. Stuttgart: TRIAS Verlag in MVS Medizinverlage; 2007

Für Menschen, die parallel zur Suchterkrankung unter einer Traumatisierung leiden:
Reddemann L, Dehner-Rau C. Trauma. Folgen erkennen, überwinden und an ihnen wachsen. 3. Aufl. Stuttgart: TRIAS Verlag in MVS Medizinverlage; 2007

Ein Buch zur Stärkung der Seele:
Reddemann L. Eine Reise von 1 000 Meilen beginnt mit dem ersten Schritt: Seelische Kräfte entwickeln und fördern. Freiburg: Herder; 2008

Stichwortverzeichnis

Stichwortverzeichnis

Stichwortverzeichnis

Impressum

Bibliografische Information der Deutschen National-bibliothek. Die Deutsche Nationalbibliothek verzeichnet diese Publikation in der Deutschen Nationalbibliografie; detaillierte bibliografische Daten sind im Internet über http://dnb.d-nb.de abrufbar.

Programmplanung: Sibylle Duelli

Lektorat: Anne Bleick

Umschlaggestaltung und Layout:
Cyclus · Visuelle Kommunikation, Stuttgart

Bildnachweis:
Umschlaggrafik und S. 3: Parthena Loenicker
Fotos im Innenteil: Pixland: S. 12, 24, 33, 50, 70, 76, 109, 118, 122, 127, 136, 142; Shotshop: S. 4, 5, 6, 10/11, 68/69, 134/135
Die abgebildeten Personen haben in keiner Weise etwas mit der Krankheit zu tun.

Zeichnungen: Christine Lackner, Ittlingen

© 2009 TRIAS Verlag in MVS
Medizinverlage Stuttgart GmbH & Co. KG
Oswald-Hesse-Straße 50, 70469 Stuttgart

Printed in Germany

Satz: Fotosatz Buck, 84036 Kumhausen
gesetzt in: InDesign CS3

Druck: AZ Druck und Datentechnik GmbH,
87437 Kempten

Gedruckt auf chlorfrei gebleichtem Papier

ISBN 978-3-8304-3453-5   1 2 3 4 5 6

Liebe Leserin, lieber Leser,
hat Ihnen dieses Buch weitergeholfen? Für Anregungen, Kritik, aber auch für Lob sind wir offen. So können wir in Zukunft noch besser auf Ihre Wünsche eingehen. Schreiben Sie uns, denn Ihre Meinung zählt!

Ihr Trias Verlag

E-Mail Leserservice:
heike.schmid@medizinverlage.de

Adresse:
Lektorat Trias Verlag, Postfach 30 05 04,
70445 Stuttgart, Fax: 0711-8931-748